Dr. med. Ruth Jensen
Umweltschaden AIDS?

Dr. med. Ruth Jensen
Fachärztin für Innere Medizin

Umweltschaden AIDS?

Hintergründe einer biologischen Katastrophe

Zytglogge

ZYTABU Nr. 16

Vollständig überarbeitete und erweiterte Auflage
1. bis 3. Auflage bei Zweitausendeins

Alle Rechte vorbehalten
Copyright by Zytglogge Verlag Bern, 1993
Umschlagkonzept: Werner Jeker
Lektorat: Caecilia Ebeling
Umschlagbild: René Magritte: Le double secret (1927);
Musée National d'Art Moderne, Paris
© ProLitteris, Zürich, 1993
Satz: Zytglogge Verlag Bern
Druck: Ebner Ulm
ISBN 3-7296-0456-2

Zytglogge Verlag Bern, Eigerweg 16, CH-3073 Gümligen
Zytglogge Verlag Bonn, Plittersdorfer Str. 212, D-53173 Bonn
Zytglogge Verlag Wien, Strozzigaße 14–16, A-1080 Wien

Inhalt

Vorwort

Zu diesem packend geschrieben Buch fallen mir nur Superlative ein: hervorragend, gründlich, wissenschaftlich unangreifbar, messerscharf in der Argumentation.

Ruth Jensen setzt sich mit allen Argumenten und Gegenargumenten, die in der Diskussion um AIDS aufgetreten sind, klar und erschöpfend auseinander. Das Prinzip, warum die dogmatische AIDS-Theorie nicht zum Erfolg führen kann, wird ausführlich dargelegt.

Die wissenschaftlichen Tagungen und Ausarbeitungen, in denen es um die Ursachen dieser «mysteriösen» Krankheit AIDS geht, erinnern an das Rätselraten um den Skorbut. Damals suchte man auch den «Erreger». Vitamine waren ja noch nicht entdeckt. Heute schüttelt man den Kopf über die damaligen «wissenschaftlichen» Diskussionen um das Entstehen der «neuen» Krankheit.

Wäre von vornherein bei AIDS der entsprechende Begriff beachtet worden (Acquired Immune Deficiency Syndrome = Erworbene Abwehrschwäche), hätte man die Ursachen in weiteren Bereichen suchen müssen, um nicht mit eingeengtem Blickfeld wie eine Schlange auf das Opfer zu starren, nämlich den angeblichen Erreger HIV.

Es drängt sich mir auch der Vergleich mit der Krebsforschung auf, in der seit langer Zeit nach *dem* Krebserreger und *der* Krebsursache geforscht wird, obwohl es sich dabei eindeutig um ein multifaktorielles Geschehen handelt.

Dies ist auch ein Ausdruck der unheilvollen Spezialisierung in der Medizin. Unter den Voraussetzungen eines biologischen Ganzheitsdenkens hätten die AIDS-Forscher eine große Zahl anderer Faktoren einbeziehen müssen, die die Widerstandskraft schwächen: einseitige Ernährung, Vitaminmangel, Drogenmißbrauch, Schädigung durch Radioaktivität, chemische Belastungen von Luft, Wasser, Boden, Pflanze, Tier und – am Ende der ökologischen Kette – Mensch. Der Toxikologe Eichholtz prägte den Begriff der «toxischen Gesamtsituation». Er faßte ihn so zusammen: «Chemische Stoffe, die gleichzeitig im lebendigen Körper vorkommen, können sich gegenseitig in der Wirkung verstärken; eine Steigerung auf das Vielfache ist beschrieben worden. Die Einzelwirkungen der vielen chemischen Stoffe, die in unsere Lebensmittel hineinfließen, vermehrt um die Bedrohungen, die sich aus der Unzahl der möglichen Kombinationen ergeben, vermehrt um das, was wir an Giften mit der Atemluft und durch die Haut zu uns nehmen, vermehrt um die Strahlen, führt zu dem, was wir als toxische Gesamtsituation bezeichnen.»

In einer Zeit, die nicht nur alle Daten sammelt, vernetzt und die technischen Möglichkeiten bietet, alles Bekannte auf raschestem Wege zu verbreiten, ist es ungeheuer, daß die Untersuchungen des Radiologen Mehring unbekannt geblieben sind. Ja, heute sind seine Arbeiten fast unauffindbar. Er hatte bereits damals – 1955 bis 1965 – an 20 Millionen Menschen die immunschwächende Wirkung des Fallout am Blutbild festgestellt. Das Verdienst der Autorin ist, daß sie wohl als einzige Ärztin an ihrer Klientel, ohne von Mehrings Befunden zu wissen, die gleichen Beobachtungen gemacht hat und ihre Bedeutung erkannte. Man kann gespannt darauf warten, ob auch die umfassenden Untersuchungen von Gould und Sternglass, an einem weit größeren Material als die Mehrings, die die schädlichen radioaktiven Kleinstdosen beweisen, unbeachtet bleiben!

Die Lektüre dieses Buches macht bewußt, daß der Mensch als «Krone der Schöpfung» Perfektionismus darin entwickelt hat, lebende Systeme – und somit auch sich selbst – zu zerstören. Man möchte mit Goethes Zauberlehrling rufen: «Die ich rief, die Geister, werd' ich nun nicht los.» Als ich 1987 in logischer Konsequenz zu schreiben wagte «Keine Angst vor AIDS» und an die Bedeutung des Wortes erinnerte und daran, daß man gegen eine Abwehrschwäche etwas unternehmen kann, drohte mir die Ärztekammer Koblenz mit dem Entzug meiner Approbation. Hierzu erübrigt sich jeder Kommentar.

Diesem Buch ist weiteste Verbreitung zu wünschen, um den vernebelnden Denkweisen entgegenzuwirken.

Dr. med. M. O. Bruker

Arzt für Innere Medizin
1. Vorsitzender der Gesellschaft für
Gesundheitsberatung GGB e. V.,
Zentrum für Gesundheit
und ganzheitliche Lebensweise,
Taunusblick, 56112 Lahnstein

Einleitung

Bis 1982 herrschte in der Medizin ein gewisser Stolz. Die verheerenden Seuchen des Mittelalters waren ausgelöscht, und auch die heutigen Infektionskrankheiten meinte man therapeutisch im Griff zu haben. Wohl wurde dieses Siegesbewußtsein durch die Krebsstatistik etwas getrübt, die keineswegs den erstrebten Rückgang aufwies, ja sogar im Laufe der letzten Jahrzehnte eine Ausbreitung der Krankheit auf immer jüngere Menschen – sogar auf Kinder – anzeigt. Generell aber fühlte man sich mit der umfassenden Palette verschiedenartigster antibakterieller Mittel sicher vor Seuchen. Da kamen plötzlich aus den USA, aus Zentralafrika, Haiti und der Karibik alarmierende Nachrichten über eine ganz neue, tödliche Erkrankung, die sich epidemisch ausbreitete. Ihr sprunghaftes und gleichzeitiges Auftreten in verschiedenen Erdteilen bildete das erste Rätsel.

Eine sich weltweit ausbreitende tödliche Seuche, deren Ursache die Forscher nicht ergründen, deren Heilung den Ärzten nicht gelingt, muß Furcht auslösen. Bisherige Schilderungen erschütternder Schicksale und Leiden Erkrankter sind nicht dazu angetan, Bedrohung, Sorge und Ängste zu mindern. Inzwischen versuchen Wissenschaftler fieberhaft und mit großem Aufwand, die Geheimnisse des neu aufgetretenen Virus und seiner Varianten zu entschlüsseln.

Gibt es nur diese einzige Möglichkeit, das Rätsel der neuen Krankheit, der Erworbenen Immunschwäche zu lösen? Ist das Erscheinen des neuen Virus Ursache oder Folge der Erkrankung? Oder ist das neue Virus sogar alt, und richtet es erst heute Schaden an?

Wenn man die Geschichte der Krankheit selbst verfolgt, gibt sie dann vielleicht etwas von ihrem bis heute – elf Jahre nach ihrem Auftreten – so rätselhaften Erscheinen preis?

Die vorliegende vierte Auflage meines Buches geht in aktualisierter Form diesen Fragen nach, unter Berücksichtigung wichtiger neuer Fakten und Neuerscheinungen, die meine Einschätzung des Phänomens AIDS weiterhin untermauern.

I. AIDS – das heutige offizielle Bild

Allgemeine Charakteristik und
die Besonderheiten der Krankheitsdefinition

Anfang 1982 trat plötzlich eine neue Krankheit auf, die, wie in einem Brennpunkt auf *einen* Patienten konzentriert, vielfältige widersprüchliche Symptome aufwies, die bis dahin einzeln bei verschiedenen Krankheiten durchaus bekannt waren. Das Neue und Bestürzende an dem verwirrenden Erscheinungsbild war und ist gerade diese vielfältige Kombination. Hierzu gehört zum Beispiel, daß sich aus einem anfänglich entzündlich-fieberhaften Stadium[1] allmählich Tumoren zu höchster Bösartigkeit entwickeln, die früher als harmlos galten. Ungewöhnlicher ist das gleichzeitige Auftreten von Entzündungen und bösartigen Geschwülsten bei ein und demselben Patienten. Denn Menschen, die zu Fieber neigen, haben sonst meist keine bösartigen Tumoren, und diejenigen, die bösartige Tumoren haben, neigen nicht zu Fieber.

Seit 1980 wurden gleichzeitig in weit voneinander entfernten Gegenden gleichartige Krankheitsfälle beobachtet. Die erkrankten Gruppen in der Bevölkerung waren Homosexuelle, Drogenabhängige, Hämophile, die Bluttransfusionen erhalten hatten, Kinder

---

[1] Bei entsprechend veranlagten Menschen, z.B. Lymphatikern, treten beispielsweise während Infekten des Nasen-Rachen-Raumes immer wieder harmlose Halsdrüsenschwellungen auf. Im Vorstadium von AIDS dagegen bleiben sie bestehen und können sich zu bösartigen Tumoren wandeln.

erkrankter Mütter und heterosexuelle Intimpartner. Man faßte diese Krankheitserscheinungen unter dem Namen «AIDS» (Acquired Immune Deficiency Syndrome / Erworbenes Immunschwäche-Syndrom) zusammen. 1982 wurde das klinische Bild von AIDS von den Centers of Disease Control (CDC)[2] in Atlanta, Georgia, USA, definiert. In der Übersetzung von M. G. Koch («AIDS – Vom Molekül zur Pandemie», Spektrum der Wissenschaft, Heidelberg, 1987) und in seinen Kommentaren wird die Problematik, die dieser neuen Krankheit AIDS anhaftet, deutlich:[3]

Erste Definition 1982: «(1) Auftreten einer Erkrankung, die einen Defekt zellulärer Immunität zumindest einigermaßen wahrscheinlich macht (zum Beispiel Kaposi-Sarkom *[siehe S. 35]* bei einem Patienten unter 60 Jahren, Pneumocystis-Pneumonie), bei (2) gleichzeitiger Abwesenheit einer schon bekannten Immunschwäche beziehungsweise jeder anders erklärbaren Herabsetzung der Immunität, zum Beispiel als Folge immunsuppressiver Therapie …» (M. G. Koch: S. 10).

Hierzu erläutert Koch: «Zu den in (1) angesprochenen typischen Erkrankungen gehören Infektionen mit Pathogenen, die normalerweise beim Menschen keine Erkrankung hervorrufen (diese sogenannten ‹Opportunisten› müssen warten, bis die Umstände für ihre Vermehrung günstig, ‹opportun›, sind) oder ansonsten nur begrenzte Veränderungen hervorrufen können, die der Körper in der Regel mit Leichtigkeit übersteht oder zumindest in Schach hält …» Dies gilt für verschiedene Viren, Bakterien, Pilze, Protozoen

[2] Centers of Disease Control: Seuchenbehörde der USA.
[3] M. G. Koch's Einfluß auf die öffentliche Meinungsbildung in der BRD ist nicht zu unterschätzen. Bis 1988 war er AIDS-Berater im Bayrischen Innenministerium. Sein Name taucht heute kaum mehr auf, aber seine Denkhaltung ist nachwirkend.

und Parasiten. Als Ursachen der im zweiten Teil der Definition angegebenen Herabsetzung der Immunität werden noch genannt: Behandlung mit Zytostatika, Bestrahlung des Knochenmarks, intensive oder langdauernde Steroidtherapie (u.a. Kortisone). Im Originaltext von CDC fehlt diese Spezifizierung.

Abschließend heißt es, «… daß der Begriff AIDS angewandt werden soll für **jeden Fall von nennenswerter, durch mindestens eine typische Erkrankung charakterisierter Immunschwäche, für die keine andere Erklärung vorliegt.**» (Hervorhebungen M. G. Koch) «Beim Registrieren neuer Fälle hält man sich auch heute noch strikt an die eingangs genannten Kriterien.» Man hat es also jeweils mit Krankheits**stadien** zu tun. «Es handelt sich um ein Syndrom, das als Konsequenz der immunologischen Paralyse als Endstadium auftreten kann.» (M. G. Koch: S. 11) Zu dieser Zeit war noch kein Erreger gefunden worden, jedoch von Anfang an war man überzeugt, es könne sich nur um eine durch ein Virus hervorgerufene Epidemie handeln.

Koch meint: «Die AIDS-Definition war von Anfang an etwas frühreif, aber um die epidemiologische Konsequenz zu wahren, haben die CDC später nur die notwendigsten Modifikationen vorgenommen.» (S. 11)

Im Folgenden werden nur die wichtigsten Unterschiede der einzelnen Definitionen beschrieben, um dem Leser mühevolles Entziffern der mit medizinischen Fachausdrücken gespickten Originaltexte zu ersparen. *Zweite Definition 1985:* Es ist ein Virus, das, wie sich später zeigte, ein Vorstadium des eigentlichen Immunschwächevirus HIV (Menschliches Immunschwäche-Virus) ist. Bei der grundsätzlich gleichgebliebenen Definition wird die Diagnose davon abhängig gemacht, ob ein positiver Antikörpertest vorliegt (siehe Abschnitt *HIV*) oder «… eine Virusisolierung gelingt …»

Dritte Definition 1987: Es «... werden erstmals die zunehmend häufiger beobachteten Auswirkungen der HIV-Infektion auf das Zentralnervensystem (z.B. der sogenannte AIDS-Dementiakomplex) und das noch unerklärte, irreversible AIDS-Kachexie-Syndrom (Kachexie = Auszehrung, d. Verf.) berücksichtigt. Darüber hinaus werden jetzt auch solche Patienten mit einer nachgewiesenen HIV-Infektion als AIDS-Fälle registriert, bei denen die Diagnose typischer, auf AIDS hinweisender Erkrankungen (wie z.B. Pneumocystis carinii Pneumonie oder ein Kaposi-Sarkom) *allein* auf Grund klinischer Beobachtung gestellt wurde.» (L'Age-Stehr: Sektion 9)

Vierte Definition von CDC, die seit dem 1. 1. 1993 gilt: Nun soll bei HIV-Infizierten (d.h. bei denjenigen, die Antikörper im Blut haben) zusätzlich Lungentuberkulose, bakterielle Pneumonie und das Zervix-(Muttermund-)Karzinom als AIDS-definierte Erkrankung gelten.

Die Europäer sind sich noch nicht einig, ob sie die Ausweitung der Diagnose akzeptieren (L'Age-Stehr: 1/93). Die Auseinandersetzung geht hauptsächlich um die Anerkennung einer bestimmten, niedrigen Anzahl weißer Blutzellen. Diese T-4-Lymphozyten[4] sind ein allgemeines Kriterium für Immunschwäche, unabhängig von ihrer Ursache.[5]

In der Geschichte der Medizin sind noch nie derart viele Bakterien, Viren und Pilze unterschiedlichster Art für das Entstehen *einer* infektiösen Erkrankung beschuldigt worden. Bisher stand stets *ein* Erreger für ein deutlich umrissenes Krankheitsbild.[6] Zu den Be-

---

[4] Ihre Darstellung ist technisch recht problematisch.
[5] Siehe Anhang: *Zur neuen AIDS-Definition, S. 215*
[6] Zum Beispiel Tuberkulose: Tuberkel-Bazillus; Cholera: Cholera-Vibrionen.

sonderheiten gehört auch, daß im Laufe der Jahre immer mehr Krankheiten dem Immunschwäche-Syndrom zugeordnet worden sind.

HIV

Für die meisten Wissenschaftler, nennen wir sie «AIDS-Forscher», gilt es als gesicherte Tatsache, daß diese neue Seuche, deren Ursprung in Afrika oder in den USA vermutet wird, durch HIV-1 oder HIV-2 ausgelöst wird und sich durch Infektion, vorwiegend über Sexualkontakte, verbreitet.

Die Problematik von HIV und dem gesamten AIDS-Bild wird von M. G. Koch deutlich charakterisiert: «Schuld an dem offensichtlichen Unvermögen, das Problem in vollem Umfang zu verstehen, sind die vielen Besonderheiten der AIDS-Epidemie.» (Koch et al.: S. 39)

Das Virus selbst war anfänglich unauffindbar; deshalb wurden und werden nur die Antikörper gegen ein bis dahin unbekanntes Virus festgestellt. Das Virus dringt in die Zellen ein und kann dort unter Umständen jahrelang ruhen, ohne sie ernsthaft zu schädigen. Erst 1984 wurde von Luc Montagnier und seiner Arbeitsgruppe das Virus entdeckt. Nach wie vor ist seine Darstellung schwierig und aufwendig (ca. 3000–4000 DM pro Bestimmung). Für den Nachweis des Virus gibt es verschiedene Tests von unterschiedlicher Zuverlässigkeit. Daher werden oft mehrere angewandt, wobei diejenigen, die mit gentechnischer Methode durchgeführt werden, am sichersten zu sein scheinen. Wegen der angenommenen hohen Infektiosität scheut man sich, die sonst üblichen Viruszüchtungen durchzuführen.[7]

[7] Bis 1993 sind keine Virusinfektionen in Laboratorien bekannt.

Auch das Virus zeigt Ungewöhnliches. Der sogenannte HIV-Test ist ein Antikörpertest, und fällt er positiv aus, wird es als sicheres Anzeichen für die nachfolgende tödliche Immunschwächekrankheit AIDS angesehen. Die Bewertung dieses Tests bedeutet ein absolutes Novum in der Medizin. Sie ist die herausragende «Besonderheit», die mit diesem Syndrom verknüpft ist. Sie ist eine Umkehr millionenfacher bisheriger Erfahrungen, daß Antikörper auftreten, nachdem eine Krankheit überwunden worden ist, als Zeichen für die Immunität gegen diese Krankheit.[8] Dagegen wertet die Definition von AIDS Antikörper als Hinweis auf eine erst nach 8–10 Jahren durchzumachende Krankheit.

Zuerst wies man HIV-1 nach, dann HIV-2. Heute wird von einigen Forschern ein HIV-3 angenommen. Diese Viren sind von außerordentlich großer Wandlungsfähigkeit. Bereits 1988 wurde von dem Virologen Shaw festgestellt, daß es sich nicht nur um ein Virus handelt, sondern um ein «komplexes Sammelsurium» von genetisch verwandten, doch im Grunde unterschiedlichen Viren. Es sind bis jetzt 17 verschiedene Varianten eines Virus gleichzeitig bei ein und demselben Patienten gefunden worden. Bestimmte Gene dieser Varianten unterscheiden sich in bis zu 28% ihrer Erbanlage deutlich voneinander … Diese Variationsbreite zeigte sich, obwohl die Untersucher aus der Blutprobe nur 27 HIV-Viren angezüchtet und analysiert hatten. «Hätten wir 250 Virus-Kopien gezogen», so Shaw, «wären wir möglicherweise auf 100 unterschiedliche Viren

[8] Beispielsweise ist bei uns allen – als Kinder – ein Tuberkulosetest gemacht worden. Ist er positiv, so ist es ein sicheres Zeichen, daß der Getestete Abwehrkräfte gegen Tuberkulose hat.

gestoßen.» (Der Spiegel: 34/1988, Wandelbare Gestalt. Shaw lehrt an der Universität Alabama, USA.) Gewiß erklären sich daher die 3000 Varianten, die weltweit in Laboratorien angezüchtet wurden, denn nicht einmal zwei scheinen einander völlig zu gleichen. Dies ist auch nicht erstaunlich, weil es sich ja um ein «komplexes Sammelsurium» verschiedener Viren handelt, die man längst zu zählen aufgegeben hat. HIV-2 ist in Westafrika und Europa entdeckt worden, wiederum mit zahlreichen Varianten, die sich mit den meisten gängigen Testverfahren nicht nachweisen lassen. Eine Impfung ist schon aufgrund der ungeheuren Wandelbarkeit dieses Konglomerats von Viren unmöglich!

Der Nachweis des Virus ist schwierig und kostenaufwendig; die elektronenmikroskopischen Untersuchungen erfordern eine ca. 100–500 000fache Vergrößerung.

«HIV ist in Blut, Sperma, Schweiß, Liquor, Zervikalsekret (Uterussekret), Urin, Speichel, Tränenflüssigkeit, Muttermilch, in verschiedenen Knochenmarkszellen, Lymphknoten, T-Lymphozyten, Makrophagen, im Thymus, in den Hoden und im Gehirn nachgewiesen worden.» (M. G. Koch: S. 67)

Das AIDS-Virus ist ein Retrovirus. Als Wirtszelle dient ihm «häufig ein T-4-Lymphozyt, ein weißes Blutkörperchen mit lebenswichtigen Aufgaben bei der Regulation der Immun-Antwort. Einmal dort eingedrungen, kann das Virus latent vorhanden bleiben, bis das Virus durch eine andere Infektion aktiviert wird. Dann aber vermehrt es sich so gewaltig, daß die neuen Viruspartikel die Plasma-Membran beim Verlassen der Zelle regelrecht durchlöchern. Die Folge: Der Lymphozyt stirbt. Diese Dezimierung von T-4-Zellen, das charakteristische Merkmal von AIDS, macht die Betroffenen

für sogenannte opportunistische Infektionen durch
Erreger anfällig, die für gesunde Menschen ungefähr-
lich sind.» (Gallo; siehe auch Kapitel *Der Petkau-Effekt*.)

Zum Ursprung des Virus

Bis heute besteht keine Gewißheit über den Ursprung
von HIV. Es wird vermutet, daß die von diesem komplexen Virenkonglomerat ausgelöste Seuche in Afrika
oder den USA ausbrach.
Die bisherige Theorie geht davon aus, daß das Virus
zuerst bei Affen in Zentralafrika aufgetreten sei. Zu
ihrer Verifizierung wurden Versuche durchgeführt, die
das Ziel hatten, höhere Affen mit dem Virus zu infizieren. Diese Versuche führten jedoch nicht zu dem er-
warteten Erfolg, denn bei den Versuchstieren traten
lediglich AIDS-ähnliche Erkrankungen auf, und die
Krankheitsbilder waren mit denen beim Menschen
nicht identisch[9]. – Wie die folgenden Ausführungen
von M. G. Koch zeigen, wird an dieser Theorie jedoch
weiterhin festgehalten.
«Heute erscheint folgendes Bild des Ursprungs der
AIDS-Epidemie möglich: Ausgehend von einem nicht
pathogenen Vorgängervirus (etwa einem Verwandten
des SIV/STLV-III der Makaken, der Halsband-Manga-
ben oder ‹sooty mangabeys›, der sogenannten ‹green
monkeys› oder Grünen Meerkatzen), gelangte das Virus – eventuell gar mehrfach und an verschiedensten

[9] Dieses auf Robert Koch zurückgehende Verfahren liefert den
Nachweis für die Infektiosität von Mikroorganismen: Führt
das aus Erkrankten isolierte Kleinstlebewesen bei Tieren (der
gleichen Gattung) im Laborversuch wiederum zu den gleichen krankhaften Erscheinungen, so kann davon ausgegangen werden, daß die Krankheit von diesem «Erreger» verursacht wird (siehe hierzu auch Kapitel *Mensch und Mikrobe*).

Orten durch Anwendung von Affenblut als potenzsteigerndes Mittel ... – in den fünfziger Jahren oder noch
etwas früher in eine begrenzte Population einer dünn
besiedelten Region Zentralafrikas. Dort (möglicherweise im südlichen Uganda, westlich des Viktoria-Sees)
kann es lange unentdeckt ‹verharrt› haben, u.a. wegen
der geringen Mobilität und der normalerweise kurzen
Lebenserwartung der dortigen Bevölkerung mit ihrer
hohen Prävalenz zahlreicher überdeckender Infektionskrankheiten. (Auch unzureichende medizinische
Ausrüstung verzögert korrekte Diagnosen.) Das Virus
kann dann allmählich mit Bewohnern dieser Gegend
in nahegelegene Städte und schließlich in die großen
Küstenstädte gelangt sein (Prostitution?). Von dort
aus scheint es mit Touristen, Entwicklungshelfern, See-
leuten, Emigranten und Blutprodukten die hochpro-
misken Millionenstädte der westlichen Hemisphäre
erreicht zu haben. Dies muß für das AIDS-Virus aus
arteigenem egoistischem Gesichtswinkel das große Los
gewesen sein, aus darwinistischem Gesichtswinkel der
Lohn für eine generationenlange Anpassung an unser
Immunsystem und aus radikal-pietistischem Gesichtswinkel des Herrn genialer Einfall gegen ein modernes
Sodom und Gomorrha.» (M. G. Koch: S. 3/4)

Krankheitsbild

Anfänglich bemerkt der Frischinfizierte nichts von der
Infektion. Manche Patienten machen eine dem Pfeif-
ferschen Drüsenfieber ähnliche fieberhafte Erkrankung durch, die nach drei Tagen bis drei Wochen
abklingt. Diese Erstphase kann vom Patienten als «Grippe» gedeutet oder vergessen worden sein. (Das heißt
aber nicht, daß jede fieberhafte Erkältung, die heute
meist als Grippe bezeichnet wird, als Frühphase einer

HIV-Infektion gedeutet werden soll!) Danach kann eine bis zu zehn, gelegentlich sogar bis zu achtzehn Jahren dauernde Phase scheinbarer Gesundheit folgen, während der die Antikörperreaktion auf das HIV positiv wird.

In anderen Fällen können schon Wochen nach der fieberhaften Anfangsphase folgende Symptome auftreten: «... geschwollene Lymphknoten, Fieber, Muskelschmerzen, Halsschmerzen, Kopfschmerzen, Schweißausbrüche, Gelenkbeschwerden, Übelkeit, Appetitlosigkeit, Schwäche, Diarrhoe-Tendenz, manchmal auch ein vorübergehender Ausschlag ... und eine vorübergehende Thrombozytopenie ...» (M. G. Koch: S. 14)

Eine große Rolle spielen Infekte mit sogenannten «Opportunisten», d.h. Bakterien, Viren und Pilzen, die beim gesunden Menschen mit intaktem Immunsystem kaum Befindensstörungen hervorrufen, bei Prä-AIDS-Kranken dagegen zu schweren Erkrankungen führen, u.a. zu Nervenversagen, schweren Gehirn-, Leber- und Bauchspeicheldrüsen-Störungen oder auch zu Lungenentzündungen. Bei diesen Viren besteht der Verdacht, daß sie zu manchen Karzinomen in Beziehung stehen (M. G. Koch: S. 30). Fast alle diese Erkrankungen verursachen langwierige, schwer beeinflußbare Krankheitszustände.

Die Anzahl aller Blutzellen kann erheblich herabgesetzt sein. Je niedriger ihre Anzahl ist, insbesondere diejenige der Lymphozyten, desto ungünstiger ist die Prognose.

Die darauf folgende Endphase der Krankheit, die eigentliche Erworbene Immunschwäche, «ist geprägt von schweren und zum Teil unbehandelbaren Symptomen wie bösartigen Geschwülsten, Parasiteninfektionen, Blutvergiftung, Hirninfektion mit schwerem

Hirnschwund und geistigem Verfall, allgemeiner Aus-
mergelung sowie unbeherrschbarer Ausbreitung von
Erregern, die normalerweise kaum Krankheiten hervorrufen ...» (Koch et al.: S. 39) Das komplexe und
komplizierte Krankheitsbild kann folgendermaßen zusammengefaßt werden:

1. Fieberhafte Infektionen mit Erregern, die sonst als
   harmlos gelten.
2. Tumoren z.B. im Lymphsystem, Kaposi-Sarkome.
3. Erkrankungen des Zentralnervensystems, vor allem
   des Gehirns.

Daraus geht hervor, daß der gesamte Organismus von
der Krankheit erfaßt wird.
Die durchschnittliche Überlebenszeit nach dem Über-
gang vom Vor- in das Endstadium der Krankheit liegt
bei etwa 400 Tagen, von denen rund 200 im Krankenhaus verbracht werden. Zwei Jahre nach Beginn dieses
Stadiums sind etwa 80% der Patienten verstorben (Koch
et al.: S. 40).
Bei AIDS-kranken Kindern werden besonders häufig
die Drüsen befallen. Es kommen vor: Entzündungen
der Mundschleimhaut, der Ohren, der Ohrspeichel-
drüse sowie Hauterkrankungen und gehäufte bakterielle Infekte. M. G. Koch rechnet «mit einer Vielzahl infizierter Neugeborener ..., die mit Mißbildungen wie Mikrozephalie» und sonstigen Fehlbildungen
zur Welt kommen, was auf eine Infektion «in den
ersten drei Monaten der Schwangerschaft» hinweise
(M. G. Koch: S. 46).
Das verwirrende, scheinbar undurchschaubare Krankheitsbild hat die Verfasser des Artikels «Die Epidemiologie von AIDS» zu folgender Bemerkung veranlaßt:
«Das anfängliche Verständnis der Krankheit als eine

Seuche der Homosexuellen war der erste in einer langen Reihe von Trugschlüssen, die mit erheblicher Verzögerung später zugegeben werden mußten. Es ist zwar nicht unbekannt, daß auch Experten manchmal kapitale Fehler machen – für AIDS jedoch gilt schon heute: Selten irrten sich so viele Gelehrte in so kurzer Zeit so oft und gravierend. Schuld an dem offensichtlichen Unvermögen, das Problem in vollem Umfang zu verstehen, sind die vielen Besonderheiten der AIDS-Epidemie.» (Koch et al.: S. 39)

HIV und AIDS in Zahlen

Seit 1982 wird weltweit ein rapider Anstieg der Krankheitsfälle registriert, doch sind die Zahlenangaben über AIDS-Kranke recht unsicher, weil viele Länder ihre Erkrankungsziffern aus unterschiedlichen Gründen nicht veröffentlichen. Nur eines scheint sicher: die Erworbene Immunschwäche breitet sich kontinuierlich aus.

Wurde noch vor kurzem AIDS mit den großen Epidemien des Mittelalters verglichen, so ist daraus inzwischen eine Pandemie mit unabsehbaren sozialen Folgen geworden.

Die Zahl der HIV-Positiven wird für 1989 in der BRD auf 60 000 bis sogar 100 000 geschätzt. Wahrscheinlich wissen jedoch nur 16–18 000, daß sie HIV-Träger sind. «Schätzungen der Weltgesundheitsorganisation (WHO) zufolge sind weltweit mindestens fünf Millionen Menschen mit dem HIV infiziert. In den nächsten fünf Jahren sind demnach eine Million neuer AIDS-Fälle zu erwarten.» (J. M. Mann u.a., Spektrum: 12/1988)

Im Juli 1983 wurden in der BRD 35 Erstmanifestationen von AIDS festgestellt. Im Juni 1988: 2010, im Mai/

Juni 1989 ca. 3336 AIDS-Fälle. Ende Juni 1988 waren weltweit rund 167 500 AIDS-Kranke *registriert*. Davon lebten 95 600 in den USA, 22 609 in Europa. Die *tatsächliche* Zahl wird von der WHO in Genf auf das Zwei- bis Dreifache geschätzt (DNÄ: 10. 7. 89). Im Januar 1990 wurden weltweit 198 165 AIDS-Kranke registriert. Die *tatsächliche* Zahl wird dagegen auf 600 000 geschätzt, bis zum Jahr 2000 wird mit sechs Millionen AIDS-Kranken gerechnet. Zu diesen Zahlen gehört auch eine weitere Rechnung: Die Behandlung eines Patienten soll zwischen 40 000 und 250 000 DM kosten.

Die neuesten Zahlen der WHO 1992 geben weltweit 611 589 Erkrankte an. In Deutschland wurden im Jahr 1991 1497, im Jahr 1992 1012 neue AIDS-Fälle registriert. Insgesamt sind laut Bundesgesundheitsamt (BGA Quartalsbericht I/93) in der BRD mit 80,6 Millionen Einwohnern bis Ende 1992 insgesamt 9205 AIDS-Fälle festgestellt worden. Die entsprechenden Zahlen für die Schweiz lauten: für das Jahr 1991 459, für das Jahr 1992 361 und insgesamt bis Ende 1992 bei 6,9 Millionen Einwohnern 2879 AIDS-Fälle. Für die USA mit 255,46 Millionen Einwohnern wird die Gesamtzahl der AIDS-Fälle bis Ende 1992 mit 253 448 angegeben. Seitdem getestet wird, ermitteln die USA konstant eine Million HIV-Positiver (siehe Duesberg 4). CDC prüft nicht, ob alle gemeldeten AIDS-Fälle HIV-positiv sind. Die Hälfte der Fälle sind HIV-positiv, der Rest wird geschätzt (Duesberg 4).

Therapeutische Versuche

Die Einstellung der Ärzte, die sich um ein wirksames therapeutisches Konzept bemühen, schwankt zwischen

Hoffnung und Resignation. Die bisherigen therapeutischen Versuche haben sich, abgesehen von zeitweiser Besserung des Allgemeinzustandes, als wertlos erwiesen. Von der Impfung erwartete man anfänglich eine rasche und wirksame Therapie. Noch 1982/83 meinte man, in einigen Monaten, dann in ein bis zwei Jahren, einen Impfstoff herstellen zu können. Heute ist es um diese zuerst so sehr propagierte therapeutische Möglichkeit stiller geworden. Das sich chamäleonartig verwandelnde Virus bietet hierzu keine Möglichkeit.

Alle auf dem Markt befindlichen Arzneimittel wirken immunsuppressiv und schwächen das ohnehin äußerst geschwächte Immunsystem zusätzlich. Manches Medikament, das für die AIDS-Therapie konzipiert wurde, ist inzwischen wegen seiner allzu heftigen Nebenwirkungen wieder vom Markt zurückgezogen worden.

Zudem gestaltete sich die Behandlung wegen der unterschiedlichen Manifestationen des Virus im Organismus recht schwierig. Nur zwei der verschiedenen Angriffsmöglichkeiten seien im folgenden genannt: AIDS-Kranke haben durch das Versagen ihres Immunsystems eine ausgesprochene Lymphopenie. Eine Stärkung dieses Systems würde also ein Ansteigen der Lymphozytenanzahl zur Folge haben. Nun heißt es aber, das HIV vermehre sich in einer speziellen Art weißer Blutkörperchen, in den T-4-Lymphozyten. Diese Lymphozyten werden bei der Immunabwehr aktiv und vermehren sich normalerweise um so mehr, je ernster die Krankheitssituation ist. Das Virus zerstört nun diese Zellen, so daß sie gar nicht aktiv werden können. Da sich das HIV auf ihrer Zelloberfläche (Zellmembran) ansiedelt und mit ihr verschmilzt, gelangt sein Inhalt mit seiner Erbsubstanz in die befallene Zelle hinein; bei jeder Zellteilung dieser Lymphozyten wird also auch das Virus vermehrt. Wenn daher eine das Immunsystem stärkende Behandlung angewandt wird, vergrößert sich gleichzeitig die Zahl der Viren. Folglich bewirkt eine Stärkung des Immunsystems und der ihm zugehörigen T-4-Lymphozyten im Endeffekt genau das Gegenteil des Gewollten. Daraus muß gefolgert werden, daß eine Therapie von AIDS in diesem Sinne unmöglich ist.

Deshalb versucht man, andere therapeutische Wege zu beschreiten. Durch bestimmte Pharmaka wird das Virus entweder abgetötet, oder es soll am «Einrasten» an der menschlichen Zelle gehindert werden. Eines der bekanntesten dieser Medikamente[10], AZT, wurde ursprünglich in den 60er Jahren als Anti-Krebsmittel benutzt, um menschliche Zellen abzutöten, indem das menschliche Gen (DNS) aufgebrochen wird. AZT wurde durch die sonst sehr zögernde Food-and-Drug-Behörde (USA) bestürzend rasch zugelassen. AZT ist ein Zytostatikum, das gleichsam mit einem chemischen Täuschungsmanöver die Synthese der menschlichen Erbsubstanz mit derjenigen des Virus verhindern soll *(siehe S. 86)*. Heute – 1993 – wird es nicht nur zur Behandlung AIDS-Kranker, sondern auch als Vorbeugungsmittel international angewandt; 180 000 Amerikaner sind bereits Verbraucher dieser Substanz. Aber auch dieses Präparat fordert einen hohen Preis für seine Wirksamkeit. Was hier unter «Nebenwirkungen» zu verstehen ist, geht aus folgenden Herstellerangaben hervor: Appetitlosigkeit, Übelkeit, Kopfschmerzen, Hautausschlag, Taubheitsgefühl, Schlaflosigkeit, Absinken der Zahl der weißen Blutkörperchen, Anämien (die Bluttransfusionen erfordern). Während der

[10] Der Test mit AZT erfolgt meist im Doppelblindversuch: Arzt und Patienten wissen nicht, welcher Patient das Medikament und welcher eine wirkungslose Substanz einnimmt.

Behandlung sollten keine Schwangerschaften auftreten und während sechs Monaten nach der Behandlung keine Kinder gezeugt werden.[11]

In jüngster Zeit hofft man, mit einer Kombination von Knochenmarkstransplantationen und AZT mehr Erfolg zu haben. In der Vorbereitungsphase zur Transplantation wird der Patient «einer intensiven Strahlen- und Chemotherapie unterzogen, bei der nahezu alle weißen Blutkörperchen ... aber auch gleichzeitig die meisten HIV-infizierten Zellen sowie freie Viruspartikel» abgetötet werden.

Die der Knochenmarkstransplantation folgende Behandlung mit AZT soll «eine Reinfektion mit den wenigen noch vorhandenen Viruspartikeln» verhindern. Der erste AIDS-Kranke, an dem diese neue Kombinationstherapie ausprobiert wurde, war zwar schließlich gänzlich HIV-frei, starb aber trotzdem an dem Lymphom, dem die Behandlung eigentlich gegolten hatte. Dennoch wird diese neue kombinierte Therapie von amerikanischen Medizinern mit «vorsichtigem Optimismus» betrachtet (DNÄ, 21. 12. 1989; siehe Kapitel *Warum kann AIDS bei Organtransplantationen entstehen?*).

Die AIDS-Therapie umfaßt auch die begleitenden opportunistischen Infektionen, aber auch diese Maßnahmen scheinen einige Probleme zu bergen, wie ein Zitat von M. G. Koch zeigt:

«In zahlreichen großen Kliniken macht man nun allmählich die Erfahrung, daß eine intensive und erfolgreiche Therapie opportunistischer Infektionen die betroffenen Patienten offenbar immer häufiger in die Stadien überwiegend zerebraler Symptomatik, allge-

---

[11] Neuerdings wurde festgestellt, daß diese umfänglich angewandte Substanz «die Virämie (d.h. die Anzahl der Viren im Blut) nicht vermindert» (DNÄ: 30. 10. 1989).

meinen Kräfteabbaus bis hin zum Stadium der Aus-
mergelung und der Entwicklung verschiedener bösartiger lymphatischer Neubildungen eintreten läßt.»
(Koch: S. 147)
Zur Perfektionierung der Therapie und zum wissenschaftlichen Austausch werden weiterhin auf internationalen Expertenkonferenzen mit Tausenden von
Teilnehmern neue Forschungsprogramme (meist für
Tier-, Gen- und spezielle Virenuntersuchungen) aus-
gearbeitet.

Rätselhafte Phänomene und Besonderheiten

Der Ausbreitungsweg

Ab 1982 wurde in der Karibik, insbesondere auf
Haiti, und in Zentralafrika eine große Zahl von AIDS-
Erkrankungen beobachtet. Wiederum rätselhaft ist,
weshalb AIDS in so verschiedenen Gegenden fast gleichzeitig auftrat. Zudem war auffallend, daß in Zentralafrika keineswegs wie andernorts hauptsächlich die
sogenannten Risikogruppen, sondern in fast gleich-
mäßiger Verteilung auch heterosexuelle Frauen und
Männer befallen waren; an dieser Situation hat sich bis
heute nichts geändert.
Zur besseren Orientierung über das vielfältige Erscheinungsbild und das bis jetzt unerklärliche Auftreten
dieser Krankheit an verschiedenen Orten seien im
folgenden einige Aspekte zusammengefaßt. Zwar ist
eine solche Gruppierung etwas schematisch, aber dennoch nützlich zum besseren Verständnis der verschiedenen Problemkreise, die in Wirklichkeit miteinander
verflochten sind.

Ganz plötzlich und scheinbar ohne vorherige Anzeichen wurde um 1980 fast gleichzeitig in New York, Chicago und San Francisco eine bis dahin unbekannte schwere Krankheit beobachtet, die sich seuchenartig ausbreitete. Über die dramatische Anfangssituation berichtet Shilts mit erschütternden Beschreibungen tödlich endender Krankheitsverläufe. Stets waren es junge homosexuelle Männer, die aus einem rauschartigen Leben heraus dieser unbarmherzig fortschreitenden Krankheit erlagen. Diese ersten Fälle gehörten den sonst so heiteren «Gays» an, zu deren besonders in San Francisco gefeierten Festen auch ihresgleichen aus vielen Ländern Europas pilgerten (Shilts).

Noch heute sind – auch bei uns – ca. 70% der Befallenen Homosexuelle.

Eine weitere Gruppe sind die Bluter.[12] Sie sind eine kleine, bedauernswerte Gruppe von Kranken. Aufgrund der Schwere der Krankheit sind sie gezwungen, ein besonders vorsichtiges Leben zu führen. Von speziell ausgebildeten Betreuergruppen werden sie sorgfältig über die notwendigen Therapien und krankheitsbedingten Verhaltensweisen orientiert.

1982, zu der Zeit, als die AIDS-Seuche begann, ahnte niemand, daß das HIV in den lebensnotwendigen Blutkonserven enthalten sein könnte und die Blutempfänger dadurch an AIDS erkranken könnten. M. G. Koch

---

[12] Es fehlen die zur Blutgerinnung notwendigen Faktoren im Blut; die Krankheit wird von Frauen, die selbst gesund bleiben, auf die männlichen Nachkommen übertragen. Von den 6000 in langjährigem Durchschnitt in der Bundesrepublik lebenden Blutern sind 4000 schwerkrank – sie benötigen also häufig Bluttransfusionen –, davon sind insgesamt ca. 2000 HIV-infiziert (Koch: S. 44).

berichtet von einem Fall, bei dem lebenswichtige Beobachtungen unbeachtet geblieben waren. Einer aufmerksamen amerikanischen Ärztin war nämlich bereits 1982 aufgefallen, daß nach einer Bluttransfusion beim Empfänger AIDS aufgetreten war. Diese außerordentlich wichtige Beobachtung wurde von den medizinischen Fachzeitschriften nicht aufgenommen. Erst als 1984 insgesamt sechs gleichartige Fälle aufgetreten waren, kam es zur Veröffentlichung! Koch schließt diesen Bericht mit den Worten: «Dies ist eine durchaus übliche Komplikation bei unerwünscht frühen Einsichten.» (M. G. Koch: S. 205)

Weiter berichtet Koch von dem anfänglichen Widerstand der Blutbanken, genauere Kontrollen auf Antikörper gegen das HIV durchzuführen. An gleicher Stelle ist auch die Rede von einem Blutspender, der sich im «Prä-AIDS-Stadium» (M. G. Koch: S. 18) befand.

Was dieses Stadium bedeutet, geht aus der heute allgemein anerkannten Beschreibung dieser Krankheitsphase hervor. Es wird gefordert, daß mindestens zwei der folgenden klinischen Befunde vorliegen: mehr als drei Monate Fieber, mehr als zehnprozentige Gewichtsabnahme, Lymphadenopathie (Drüsenschwellungen) über mehr als drei Monate, Diarrhoe, starke Müdigkeit (siehe Kapitel *Das Lake-Tahoe-Syndrom* und *Warum tritt das Lake-Tahoe-Syndrom auf?*) und nächtliche Schweißausbrüche.[13] – Es ist ungeheuerlich anzunehmen, daß in Kliniken so schwer Kranke als Spender zu Bluttransfusionen zugelassen wurden. – Aber nach dem Bericht von M. G. Koch muß es wohl doch so gewesen sein … Inzwischen werden die Blutkonserven und die Blutspender auf das HIV und auf HIV-Antikörper untersucht.

[13] Diese Definition ist in den USA anerkannt und gilt auch bei uns.

Über den Rückgang der Infektionsrate nach Einführung dieser Kontrollen herrschen kontroverse Auffassungen (siehe Kapitel *Warum waren Homosexuelle, Drogenabhängige und Bluter die ersten Opfer?*). Jedenfalls wird AIDS als zusätzliche Komplikation bei Blutern in den Hämophilen-Zentren der Kliniken nach wie vor gefürchtet.

Zu den vielen Rätseln, die die neue Seuche aufgibt, gehört auch die folgende Beobachtung: «In Schweden hat man unter 29 Ehefrauen von seropositiven Blutern nur bei zweien Antikörper nachweisen können.» (M. G. Koch: S. 158) Dieses Phänomen ist gänzlich unverständlich, da die Eheleute gewiß Sexualkontakte hatten, die ja einen Hauptübertragungsweg der Seuche darstellen sollen.

Organtransplantationen

Immer wieder wird von AIDS-Erkrankungen nach Transplantationen z.B. von Herz, Leber und Niere berichtet. Die Auswahl der Organspender wird heute sorgfältig durchgeführt. Gewiß werden Spender sowie Empfänger vorher mehreren HIV-Tests unterzogen. Trotzdem sind Virusaktivierungen nach Transplantationen häufig (DNÄ: 25. 7. 1988).

Diese Komplikation dürfte zu den schlimmsten Folgen dieses doch recht schweren Eingriffs gehören.

Der Sonderfall Belle Glade

Alle bis dahin anerkannten Theorien wurden durch die prozentuale AIDS-Verteilung in dem kleinen Städtchen Belle Glade, Florida, wieder in Frage gestellt. Denn es zeigte sich, daß gerade in dieser 17 000köpfigen Gemeinde die Verteilung zwischen AIDS-Kranken

aus den Risikogruppen und der übrigen Bevölkerung
genau umgekehrt ist wie in anderen Orten. In Belle
Glade stellen die Risikogruppen nur 13% (statt wie
üblich ca. 76%) der Befallenen.

Diese Besonderheit hat den Einwohnern viel Unruhe
eingebracht, weil immer wieder Journalisten anreisten
und sie nach ihrer Lebenssituation usw. ausfragten.
Dadurch wurden bald die Bilder der grauenhaften
Slums bis nach Europa hin bekannt. Die große Mehrheit dieser Bevölkerung ist sehr arm, lebt und arbeitet
bis zur Erschöpfung inmitten intensiv mit Pestiziden
und Herbiziden gespritzter Rohrzucker- und Gemüse-
felder (Der Spiegel: 6/1987).

Auch M. G. Koch stellt nochmals Untersuchungen
über die soziale Struktur und die Krankheitsvertei-
lung in diesem Ort an, der insgesamt eine recht hohe
Anzahl AIDS-Kranker aufweist. Er meint, dies liege an
den Einwanderern aus der Karibik (Haiti) und nennt
dies einen «Direktimport», als Begründung des hohen
AIDS-Befalls. Im übrigen stellt er fest, daß in den
gleichen Gegenden des Ortes, aus denen eine große
Zahl von AIDS-Kranken stammt, auch eine Häufung
von Tuberkulose-Fällen beobachtet wird. Damit rückt
die Tuberkulose in die Nähe von AIDS – zwar nicht als
auslösender, aber doch zu beachtender Faktor. Ebenso haben auf Haiti 60% der AIDS-Kranken Lungentuberkulose. Also: wieder eine neue Unklarheit! (Koch:
S. 23 und S. 171 ff.)

Das Kaposi-Sarkom

Das Kaposi-Sarkom[14] wird auch zu den tödlich verlaufenden Komplikationen bei AIDS gerechnet.

[14] Eine mit dem Gefäßsystem zusammenhängende Tumorart.

Dieser krebsverwandte Tumor trat früher außerordentlich selten auf[15], befiel nur Männer nach dem sechzigsten Lebensjahr und führte kaum zu einer Beeinträchtigung des Allgemeinbefindens.[16]

Heute dagegen hat sich der Charakter dieses Sarkoms grundsätzlich geändert: Höchst bösartig geworden, befällt es bereits junge Männer und wird bei 30% der AIDS-Fälle beobachtet. Häufig tritt das Sarkom schon lange Zeit vor dem Zusammenbruch des Immunsystems auf, das heißt, ehe die Diagnose AIDS gestellt werden kann.

Bis heute ist es unerklärlich, daß das HIV bei AIDS-Kranken mit Kaposi-Sarkom nicht oder doch relativ selten nachgewiesen werden kann, die Zahl der Antikörper jedoch steigt (Duesberg 1). Diese Beobachtung ist deshalb so verwirrend, weil ja Antikörper gerade die Aufgabe haben, gegen eine bereits durchgemachte Krankheit zu schützen.

«Die im Vergleich zur Allgemeinbevölkerung knapp hundertfach erhöhte Wahrscheinlichkeit, daß Empfänger fremder Organe an KS (Kaposi-Sarkom) erkranken, wird vorwiegend der Einnahme immununterdrückender Medikamente zugeschrieben ... Diese Arzneien sollen eine Abstoßung des Transplantates verhindern. Die Häufigkeit von KS bei aidskranken Homosexuellen liegt jedoch nicht hundertmal, sondern mindestens zwanzigtausendmal höher als in der Durchschnittsbevölkerung.» (Duesberg 1) Die starke

[15] In New York wurde früher jährlich ein Fall beobachtet; seit 1982 sind es jährlich 10 000.
[16] Hierdurch unterschied sich diese Variante der Sarkome von den eigentlichen Sarkomen, die zwar viele Unterschiede gegenüber den Karzinomen aufweisen, in ihrer außerordentlichen Bösartigkeit aber – besonders bei Jugendlichen – den Karzinomen in nichts nachstehen.

Durchseuchung homosexueller AIDS-Kranker mit Kaposi-Sarkom wie auch die Tatsache, daß AIDS bei Homosexuellen 1983, noch vor dem Bekanntwerden des Zusammenhangs von Kaposi-Sarkom und AIDS, zu 42% verbreitet war und nach der «safer-sex»-Kampagne 1988 auf 13% zurückging, wird als Indiz dafür gewertet, daß das Kaposi-Sarkom eine sexuell übertragbare Krankheit ist. – Robert Gallo postuliert einen direkten Zusammenhang zwischen Kaposi-Sarkom und HIV, während A. Friedman-Kien und Mitarbeiter (Lancet, Bd. 335/90 S. 123 u. S. 168) meinen, das Kaposi-Sarkom werde «wahrscheinlich von einem bisher noch unbekannten Erreger hervorgerufen»; sie begründen dies mit der Beobachtung, daß immer wieder Fälle auftreten, in denen das HIV bei Kaposi-Patienten nicht nachgewiesen werden kann (Die Zeit: 7/9. 2. 1990).

Das Lake-Tahoe-Syndrom

Im Oktober 1986 wird erstmals von einer mysteriösen Krankheit berichtet, die im Gebiet des Lake Tahoe im US-Bundesstaat Nevada aufgetreten ist. Seither wurde diese Krankheit auch in Zentralafrika (Uganda), in England und der Bundesrepublik beobachtet. Die auffallendsten Symptome sind lähmende Müdigkeit und Abgeschlagenheit. «Die tägliche Aktivität sollte zumindest über einen Zeitraum von sechs Monaten um etwa 50% herabgesetzt sein.» (Krueger)
Weiterhin kommen hinzu: geringes Fieber, Lymphdrüsenschwellungen, unerklärbare Muskelschwäche, Vergeßlichkeit, Schlafstörung, Konzentrationsschwäche und zum Teil erhebliche Depressionen. Gelegentlich tritt ohne Therapie eine Selbstheilung ein. Diese sogenannte Lake-Tahoe-Krankheit wird durch ein dem

Herpes-Virus nahestehendes Virus, das HHV Typ VI, ausgelöst.[17]

Schon vor über 30 Jahren wurde nach Virusinfektionen ein gleiches Krankheitsbild beobachtet, das damals «postvirales Müdigkeitssyndrom» oder «Neuromyasthenie»[18] genannt wurde.

Wenngleich die Krankheit noch nicht genügend erforscht ist, bestehen auffällige Beziehungen z.B. zu Vorstadien von AIDS und einer Reihe bösartiger Drüsenerkrankungen und einer seltenen Leukämieart, der Haar-Zell-Leukämie. Sie alle weisen Antikörper gegen das Lake-Tahoe-Virus, d.h. gegen HHV Typ VI, auf. «Eine gezielte Therapie ist bisher noch nicht bekannt.» Jedenfalls wird angenommen, daß es sich bei der Infektion mit HHV Typ VI um eine Abwehrschwäche handelt (Krueger).

AIDS und Sexualübertragung

Nicht nur bei uns, sondern auch in den USA werden Sexualkontakte als Hauptübertragungsweg der Krankheit angesehen. Inzwischen ist uns der Anblick der großen Plakate «Gib AIDS keine Chance» auf Bahnhöfen, an Bushaltestellen und an anderen Orten schon zur Gewohnheit geworden. Längst hat eine intensive Orientierungskampagne in Schulen, Universitäten und Apotheken begonnen. Vor einer Weile wurden gratis 45 000 Kondome verteilt – inzwischen sind es sicher mehr geworden. Auch in anderen Ländern wird «safer sex» intensiv propagiert. In Schweden unternahm die

---

[17] Man nimmt an, daß der Übertragungsweg über Tröpfcheninfektion und Sexualkontakte verläuft.
[18] Neuromyasthenie: Muskelschwäche; auch damals traten neurologische bzw. depressive Zustände auf.

Gesellschaft für Sexualinformation im Jahr 1987 unter dem Motto «Für Liebe kämpfen» eine Sonderkampagne: Mit gecharterten Minibussen fuhren die Mitarbeiter in beliebte Ferienorte, suchten Gespräche mit jungen Leuten und verteilten pro Woche gratis 1000 Kondome. Diese Kondome, teils «Öko-Gummi» genannt, wurden unter dem Slogan «Reiner Gummi für Freizeit und Zukunft» vertrieben. – In einer neunten Schulklasse hängt ein Plakat mit der Aufschrift: «Ich möchte mit dir ins Bett gehen, ich habe ein Kondom. Ich möchte, daß wir ein Kondom benutzen, deinet- und meinetwegen.» Mitunter werden den Jugendlichen penisartige Modelle aus Kunststoffschaum zur Verfügung gestellt, damit geübt werden kann. An einer weiteren schwedischen Plakatkampagne ist auch der Dänische Pharmazeutische Verband beteiligt. Ein Plakat zeigt z.B. ein Kondom mit Engelsflügeln über einem verliebten Paar: «Ich werde euch schützen, wenn ihr mich benutzt.» (DNÄ: 7. 4. 1988)

Neben der Vorbeugung sind auch noch andere Maßnahmen zum Schutz der Bevölkerung geplant bzw. werden bereits durchgeführt (siehe Anhang *Ärzte und Juristen im Kampf gegen die neue Seuche*).

Zwar ist man heute allgemein davon überzeugt, AIDS sei eine Geschlechtskrankheit, doch erweist es sich als äußerst schwierig, den Moment der Ansteckung zu fixieren. AIDS-Tests werden meist erst acht Wochen nach der Infektion positiv, und entgegen der ursprünglichen Annahme, AIDS breche ein halbes Jahr nach der Infektion durch Sexualkontakte aus, geht man heute von etwa zehn Jahren aus. Außerdem berichtete M. G. Koch schon 1987: «Die Zahl von Fällen, in denen der Übertragungsmechanismus nicht eindeutig zu identifizieren ist, steigt ständig an.» Zudem berichtet er von einigen AIDS-Kranken, die mit

Sicherheit keine Sexualkontakte hatten (die Zahl dieser Fälle mit «ungeklärtem Übertragungsmechanismus» steigt in letzter Zeit weiter an). Für sie «fehlt jede vernünftige Erklärung.» (Koch: S. 159)
Ebenso unverständlich ist die Tatsache, daß die erwähnten Frauen der HIV-positiven Bluter selbst nicht erkranken (siehe Kapitel *Die Risikogruppen*). Warum infizieren sich diese Frauen nicht?

AIDS bei Neugeborenen und Säuglingen

Ein schwieriges und noch ungeklärtes Problem ist die Übertragung des HIV während der Schwangerschaft und der Geburt. Nach internationalen Expertenfeststellungen liegt bei Schwangeren eine ca. 40–60%ige Übertragungsrate auf ihre Kinder vor (Dt. Ärztebl.: 84/14/905).[19] Diese Infektionsrate könnte eine kindliche Indikation zum Schwangerschaftsabbruch begründen, ganz besonders auch deshalb, weil eine Reihe von Mißbildungen zu erwarten ist. (Die schwerste von ihnen ist die Mikrozephalie: Die Kinder werden als Folge des im Wachstum zurückgebliebenen Gehirns bereits als Schwachsinnige geboren.)
Die Konsequenz aus diesen Perspektiven ist recht beunruhigend: Je mehr die Erworbene Immunschwäche um sich greift, desto häufiger müßten Schwangerschaften legal abgebrochen werden (Dt. Ärztebl.: 84, Heft 7, 11. 2. 1987)!
Mitte Januar 1988 wurden im Staat New York 20 000 Neugeborene untersucht. Das Ergebnis war äußerst besorgniserregend, denn 40% hatten Antikörper gegen das HIV. Meist handelte es sich um Kinder armer,

[19] In der Literatur schwanken die Zahlenangaben zwischen 20% und 75%.

häufig drogenabhängiger Eltern, von denen 10% nicht seßhaft waren (The Independent: 14. 1. 1988). Die Zahl der AIDS-Waisen nimmt in den USA ständig zu. In dieser Generation wird es «allein in New York 100 000 Kinder geben, die zumindest einen Elternteil durch AIDS verloren haben. (...) Obwohl die überwiegende Zahl von ihnen nicht infiziert ist, lassen sich kaum Pflege- oder Adoptiveltern für sie finden.» (DNÄ: 20. 7. 1989)

Es wird auch über Befunde aus Großbritannien berichtet, anscheinend erstmals, da dort bis jetzt keine Statistiken über AIDS-kranke Neugeborene geführt wurden. Es wird angegeben, daß 23 Neugeborene Antikörper aufwiesen. Das Beunruhigende: Der Krankheitsverlauf ist rapide und führt meist vor Erreichen des sechsten Lebensmonats zum Ausbruch von AIDS. 13 Neugeborene hatten bereits bei der Geburt AIDS (The Independent: 14. 1. 1988).

Immer wieder ist in der Presse von Kindern die Rede, die in Kranken- oder Waisenhäusern durch mehrfach verwendete Injektionsnadeln bzw. Spritzen mit dem HIV infiziert wurden bzw. an AIDS erkrankten, so unter anderem in der kalmückischen Sowjetrepublik (BZ: 11. 3. 1989) und in Rumänien (BZ: 8. 2. 1990). Auch für diese Kinder bestehen kaum Aussichten auf Adoption.

Rätsel bleiben

Es bleiben viele Rätsel:

– Kann der heute angenommene Hauptübertragungsweg über Sexualkontakte tatsächlich die weltweite Ausbreitung von AIDS erklären, zumal heute immer noch Frauen weit weniger befallen sind?

- Warum gibt es Menschen, die mit HIV-Trägern Sexualkontakte hatten und nicht AIDS bekommen?
- Warum können Erwachsene, die keine Sexualkontakte hatten, AIDS bekommen?
- Warum sind 500 Sexualkontakte ohne Infektion möglich, wenn das Virus gerade auf diesem Weg übertragen wird?
- Wieso bleibt das Virus fünf, ja zehn Jahre – man spricht sogar von 18 Jahren – inaktiv?
- Wieso kann eine Infektionskrankheit gleichzeitig in verschiedenen Kontinenten aufflammen?
- Wieso sind in den USA zuerst die Risikogruppen befallen, in Afrika gerade nicht?
- Wieso werden sonst für den Menschen harmlose Mikroben plötzlich aggressiv und lösen schwerste Krankheiten aus?

Im Folgenden soll versucht werden, das Knäuel von scheinbar merkwürdigen und unerklärbaren Phänomenen dieser Seuche zu entwirren.

II. Polare Sichtweisen des Phänomens AIDS

Die reduktionistische Denkweise

Ein Heer von Wissenschaftlern arbeitet seit über zehn Jahren an der Lösung des Rätsels AIDS. Unmengen von Detailwissen werden in Bibliotheken und Bücherschränken gehortet. Ca. 60 000 wissenschaftliche Veröffentlichungen sind bis 1993 erschienen. Weltweit wird eine Konferenz nach der anderen abgehalten. Es werden keine Kosten gescheut, in den USA allein sollen es jährlich zehn Milliarden Dollar sein. Aber das Resultat dieser Bemühungen ist mager. Geriet die Wissenschaft in eine Sackgasse? Wird etwas Grundlegendes falsch gemacht?

Auch der sehr nachdenkliche, wenn nicht gar kritische wissenschaftshistorische Artikel der *Encyclopaedia Britannica* geht der Frage nach, wie es kommen konnte, daß eine Wissenschaft, die «eine Überfülle an Wissen und Macht» versprach, in jüngster Zeit an ihre Grenzen zu stoßen scheint. Der Autor des Artikels, J. R. Ravetz, begründet dieses Versagen damit, daß die Forschung auf gefährliche Weise die «Tatsachen und Grundlagen des Verhaltens unserer natürlichen Umwelt» außer acht lasse. Ein solches wissenschaftliches Vorgehen nennt Ravetz «reduktionistisch», und er beschreibt diese Arbeits- und Denkweise folgendermaßen: die Forschung konzentriere sich auf «künstlich reine, stabile und kontrollierbare Abläufe in Laboratorien». Sie bevorzuge jene «Theorien, die die einfachsten physikalischen Begründungen» ermögliche und sich «streng mathematischer Beweisführungen» bediene. Ravetz fährt fort, daß auch «nahezu alle Wissenschaftsphilosophie» der erfolgreichen Jahre davon ausging, daß «echte Naturwissenschaft nur eine solche sei, die die theoretische Physik zum Vorbild» habe. Wenige Menschen, heißt es dann später, hätten die Probleme voraussehen können, die die Erfolge einer solcherart arbeitenden und denkenden Wissenschaft für ihre soziale und natürliche Umwelt bringen würden – dann nämlich, wenn sie außerhalb ihres eigenen Geltungsbereiches (der Physik und Chemie, d. Verf.) angewandt wurden (Ravetz: S. 375). Stehen wir heute mit der Erworbenen Immunschwäche etwa vor einem solchen «Problem»?

Aber ehe diese Frage beantwortet werden kann, lohnt es sich, einen Blick auf die Vorgehensweise der AIDS-Forschung zu werfen. Arbeitet diese Forschung denn «reduktionistisch»?

Aus begreiflichen Gründen sind Menschen als «Versuchsobjekte» in der AIDS-Forschung ungeeignet. Daher wurden anfänglich Tierversuche mit Affen und dann, als sich hier zu viele Probleme zeigten, mit Mäusen und anderen kleinen Tieren durchgeführt. Alle diese Tiere wurden mit dem HIV und seinen Varianten geimpft, um die Wirkungen der Infektion auf ihren Organismus zu untersuchen. Zur besseren mathematischen Absicherung der Versuche ging man bald noch einen Schritt weiter: In den bisherigen Tierversuchen waren noch zwei Variable – Virus und tierischer Organismus – miteinander in Verbindung. Die von der Gentechnologie zur Verfügung gestellten klonierten – also erbidentischen und bis in die letzte Körperzelle gleichen – Tiere erlaubten es nunmehr,

eine dieser Variablen – den tierischen Organismus –
zu stabilisieren, unveränderlich zu machen.

Werden diese identischen Tiere mit Viren infiziert, so
können – bei auch sonst rigoros identischen Zuchtbe-
dingungen – unterschiedliche Reaktionen nur auf die
eine verbleibende Variable, d.h. die Viren, zurückgeführt werden. Zweifellos entsprechen diese «reinen,
stabilen und kontrollierbaren» Versuchsbedingungen
«in Laboratorien» demjenigen, was in der *Encyclopaedia Britannica* über die Arbeitsweise der «reduktionistischen» Forschung dargestellt wird. Und wirken diese
ausgeklügelten Versuche nicht auch faszinierend?

Vergegenwärtigt man sich jedoch, daß die Ergebnisse
dieser Versuche auch verbindliche Aussagen über vergleichbare Wirkungen beim Menschen erlauben sollten, dann können rasch Zweifel aufkeimen: Ob vielleicht für die Reduktion der Schwierigkeit ein Preis zu
zahlen ist? Woher nehmen wir die sorglose Gewißheit,
daß die «künstlich reinen, stabilen und kontrollierbaren Abläufe in Laboratorien», die die Vielfalt möglicher Lebensbedingungen der Tiere auf wenige Faktoren reduzieren, zu Ergebnissen führen, die auf den
Menschen anwendbar sind?

In der Klonierung von Körperzellen bot sich eine
weitere Möglichkeit, noch «reinere» und noch «kon-
trollierbarere» Versuchsbedingungen herzustellen: Um
Einsichten in die Wirkung von Viren auf die verschiedenen Körpergewebe zu gewinnen, werden Zellpro-
ben entnommen und in Kultur weitergezüchtet. Alle
dann wachsenden Zellen sind identisch mit der allerersten. Auch hier bietet die Überschaubarkeit der
Labor-Versuchsbedingungen die Garantie, daß sich
etwaige Reaktionsveränderungen der Zellen rasch
auf ihre «einfachsten Bedingungen» zurückführen
lassen. Wiederum erhebt sich die Frage: Sind nicht die

Versuchsbedingungen völlig einwandfrei? Gestatten sie nicht unanfechtbare Rückschlüsse auf mögliche Ursachen der Zellveränderungen?

Diese Frage muß zweifellos bejaht werden. Wenn diese identischen Zellen unterschiedlich reagieren, dann ist die Ursache hierfür unleugbar bei den Viren zu suchen.

Aber sollten diese isolierten Versuche nicht zu allgemeinen Aussagen über die Wesensart von AIDS und schließlich auch zu einer Therapie dieser Krankheit führen? Ist es dann wirklich zulässig, von Beobachtungen an einzelnen, isolierten Gewebezellen auf ein gleichartiges Verhalten der entsprechenden Organe im lebendigen menschlichen Organismus zu schließen?

Im menschlichen Körper führt die Gewebezelle ja durchaus keine so isolierte Existenz, sondern sie ist ein Glied des Gewebes, zu dem sie gehört, und dieses wiederum gehört zur übergeordneten Funktionseinheit des Organs, das dann seinerseits in vielfältiger Wechselbeziehung zu anderen Körperorganen steht. Und dieses Ganze, der menschliche Organismus, ist wiederum auch nur eine – die biologische – Komponente des Wesens Mensch mit seinen vielfältigen individuellen, psychosozialen und Umweltverflechtungen, die ihrerseits wieder auf den Organismus bis in die letzte Zelle zurückwirken können.

Beruhen daher nicht schon die Versuchsbedingungen auf einem Vor-Urteil: Indem man erstens die Körperzellen durch Klonierung künstlich «stabilisiert» und zweitens jegliche anderen Einflüsse ausschließt, urteilt man ja bereits, daß mögliche Veränderungen der Zellen wiederum erstens nur von aussen bewirkt und zweitens nur auf virale Einflüsse zurückgeführt werden können. (Hinzu kommt, daß Tierversuche grundsätzlich abzulehnen sind, allein schon aus ethischen Gründen, von denen sich die Wissenschaft nicht abwenden dürfte.)

Diese reduktionistische Denk- und Arbeitsweise der AIDS-Forschung hat unter anderem zu den folgenden Vorstellungen über die Wirkungen des HIV in den menschlichen Zellen geführt:

Das HIV verdreht alle sich in den Zellen abspielenden Prozesse ins Umgekehrte, dadurch werden die Zellen im Organismus getäuscht und erkennen das Virus nicht mehr. Die Ursache hierfür ist, daß Eiweißkörper des Virus die T-4-Lymphozyten ausschalten; dadurch werden die Körperzellen blind, und die Erkenntnisfähigkeit der Zelle wird in die Irre geführt. Da nun die Viren in die Zellen eindringen – im Gegensatz zu Bakterien, die außerhalb bleiben –, gelangt das HIV an die menschliche Erbsubstanz heran. Das HIV besitzt nur eine Vorstufe der menschlichen Erbsubstanz. Da es nun in diese menschliche Erbsubstanz eindringt, prägt es sich dessen Erbinformation ein.

Diesen Vorstellungen liegt eine reduktionistische Vereinfachung zugrunde, denn nicht nur das Virus, sondern auch die aus ihrem natürlichen Zusammenhang herausgelösten Zellen könnten Ursache der so spektakulären Umkehrung der Verhältnisse in der Zelle sein. Die isolierte Körperzelle ist ja ein «Artefakt zum experimentellen Gebrauch» (Inglis 2: S. 179), ohne Bezug zum Organismus und dessen Immunsystem. – Zu dieser Situation führt M. G. Koch sehr treffend aus, daß «die ‹echten› opportunistischen Erreger ein nahezu vollständig ausgeschaltetes Immunsystem voraussetzen, ehe sie die Szene betreten» (Koch: S. 37). – Wäre es daher nicht auch denkbar, daß die Zelle sich infolge ihrer Isolierung krankhaft verändert und daß damit die Bedingungen für das Eindringen des Virus in die

Zelle wie auch für alle weiteren krankhaften Erscheinungen erst *geschaffen* werden?[20]

Reduktionistisch arbeiten bedeutet also stets auch ein Beiseitelassen von Faktoren, die als unerheblich angesehen werden. Woher nehmen wir die Gewißheit, daß diese Faktoren – und ihre vielfältige gegenseitige Beeinflussung! – beiseite gelassen werden *dürfen?*

Wie sich zeigt, bedient sich auch die AIDS-Forschung der in der *Encyclopaedia Britannica* dargestellten Arbeits- und Denkmethoden.[21] Das zentrale Ergebnis dieser Forschung ist die Theorie, daß AIDS durch einen Erreger, das Human Immunodeficiency Virus (HIV), hervorgerufen werde, und diese Theorie wird durch unzählige «künstlich reine, stabile und kontrollierbare» Versuche «in Laboratorien» gestützt. Die obigen Überlegungen zur reduktionistischen Arbeitsweise

---

[20] Ist die Annahme berechtigt, daß Zellen «erkennen» können? Diese Fähigkeit erfordert zumindest ein Nervensystem bzw. ein Gehirn – das aber ist bei keiner Zelle der Fall. Oder sollte man, um diese Behauptung aufrechtzuerhalten, alle Erkenntnisse der Evolution über den Haufen werfen? (siehe auch *Die reduktionistische Sprache*)

[21] Diese Denkweise ist allerdings keine Besonderheit der AIDS-Forschung, im Gegenteil, sie ist ein Charakteristikum unserer Zivilisation. – Reduktionistische Denk- und Verhaltensmuster werden schon während der Schulbildung und besonders auf den höheren Schulen angelegt. Der Zugang zum Medizin-Studium beispielsweise wie auch das Studium selbst sind weitgehend von Lerntechniken geprägt, die das Bild des kranken Menschen und seiner Gesundheitsstörungen gleichsam atomisieren (Multiple-Choice-Verfahren). Die Spezialisierung wird in der Kliniklaufbahn konsequent fortgesetzt: Immer mehr Ärzte beherrschen immer kleinere Einzelgebiete, deren Zusammenhang letztlich niemand mehr überblickt. – Die meisten jüngeren Wissenschaftler, die sich heute auf die AIDS-Forschung spezialisiert haben, absolvierten eine solche oder eine vergleichbare Ausbildung.

zeigten jedoch, daß diese Versuche die Reaktion des Menschen, um den es ja eigentlich geht, weitgehend beiseite lassen. – Ist es daher abwegig, daß Zweifel an der Gültigkeit dieser Theorie angemeldet werden?
Solche Zweifel sind um so ernster zu nehmen, wenn sie von Fachleuten wie z.B. dem Virologen Peter Duesberg geäußert werden. Seine Argumente sollen im folgenden Kapitel vorgestellt werden.

Virologen gegeneinander

HIV ist die Ursache von AIDS
HIV ist nicht die Ursache von AIDS

April 1988, Washington D. C. – Der große, moderne Kongreßsaal ist bis auf den letzten Platz besetzt. Die Creme der US-amerikanischen AIDS-Forscher sitzt eng gedrängt nebeneinander. Die Atmosphäre im Saal ist zum Bersten gespannt, denn am Rednerpult steht die umstrittenste Persönlichkeit der Versammlung[22]: Peter Duesberg, vor kurzem noch einer der anerkanntesten Molekularbiologen des Landes, jetzt geschmähter Paria dieser wissenschaftlichen Elite.
Entspannt stellt er sich dem Trommelfeuer der über ihn hereinprasselnden Fragen, Zurufe, Schmähungen und Drohungen. Ein Rufer versucht wiederholt, sich Gehör zu verschaffen. Das Stimmengewirr flaut ab.
«Wenn ich recht verstanden habe, sind Sie also der Meinung, daß HIV-negative Personen unbesorgt sexuelle Kontakte mit HIV-Positiven haben können?»

[22] Hippocrates, Sept./Okt. 1988, S. 76

Plötzlich ist nur noch das leise Summen der Klima-
anlage zu hören. Sekundenschnell empfinden Duesbergs Freunde: Die Antwort auf diese Frage wird entscheidend sein für die wissenschaftliche Zukunft des
Forschers. Auch sein hoher wissenschaftlicher Rang
und all seine Auszeichnungen können ihn jetzt nicht
mehr schützen. Doch Duesbergs Stimme klingt klar
und ruhig, als er antwortet: «Selbstverständlich haben
Sie mich richtig verstanden. Ich habe bereits dargelegt, daß das HIV harmlos ist, und deshalb ist gegen sexuelle Kontakte zwischen HIV-positiven und
HIV-negativen Personen nicht das geringste einzuwenden.»
Die Konferenz ging zunächst in einem Tumult unter.
Einige der Konferenzteilnehmer äußerten spontan,
sie seien bereit, Duesberg zu lynchen, andere fragten,
ob er denn die Menschheit ausrotten wolle, und die
meisten von ihnen urteilten schlichtweg: «He's turned
crazy.» (Er hat den Verstand verloren.) Manche fügten
zwar noch an: «Sorry for him» ... Wie auch immer –
eines war sicher: Mit dieser Antwort hatte sich einer
der ihren unweigerlich von ihnen losgesagt. – Wer
aber ist dieser freiwillige Einzelgänger, der hier so
unerschrocken aus seiner «Zunft» ausschert?

Der gebürtige Deutsche, Jahrgang 1937, spezialisiert
sich schon bald auf Viren: zunächst am Max-Planck-
Institut in Tübingen, seit 1964 an der University of
California in Berkeley, wo er Professor wird. Seine
Arbeiten über Retroviren und krebserregende Viren
werden als «monumental» bezeichnet; die Entdeckung
der Onkogene, kleinster Stückchen genetischen Materials, die das unkontrollierte Wachstum der Krebs-
zellen verursachen, bringt ihm 1971 den Titel eines «kalifornischen Wissenschaftlers des Jahres» ein.

Seine Arbeit bleibt weiterhin erfolgreich und anerkannt.

«Weithin gab es keinen strengeren und genaueren
Wissenschaftler als Peter Duesberg», so das Urteil von
Harry Rubin, einem hochdekorierten Kollegen Duesbergs. Die Qualität seiner Lehr- und Forschungstätig-
keit ist unter Kollegen, Mitarbeitern und Studenten
unumstritten. Auch unter seinen Freunden ist er be-
liebt. Er vereint also alle jene Tugenden, die in amerikanischen Augen so wichtig sind, kurz: He is popular.
Selbstverständlich wird auch dieser Fachmann rasch
in den Sog der AIDS-Forschung gerissen, doch beginnt er schon bald, zunächst sich selbst und dann
auch anderen unbequeme Fragen zu stellen. Schon
früher nämlich hatte er erfahren müssen, daß bei
parallel auftretenden Phänomenen fälschlich Kausal-
beziehungen angenommen worden waren: Wie oft
war nicht schon aufgrund des gleichzeitigen Auftretens von Viren und Erkrankungen voreilig geurteilt
worden, daß diese Viren die Krankheit verursacht
hätten – bis dann der erste Fall auftrat, wo zwar die
Krankheit, nicht aber der Virusbefall beobachtet werden konnte. Lag etwa ein solcher Fall auch bei AIDS
vor? Oder war man hier tatsächlich berechtigt, aus
dem gleichzeitigen Auftreten von HIV und AIDS zu
schließen, daß das HIV AIDS *verursache?*

Doch blenden wir für einen Augenblick in die Washington-Konferenz zurück, denn dort wird es wieder
spannend. Gerade ergreift ein AIDS-Spezialist für Peter Duesbergs Thesen Partei und meint: «Peter hat
absolut recht, wenn er sagt, daß AIDS nicht durch das
Virus hervorgerufen wird. Und er hat ebenfalls recht
(he is correct), daß das Virus, das wir im Labor züch-
ten, wohl nicht die Ursache von AIDS ist. Immerhin

51

gibt es kein einziges Tier, auf das AIDS tatsächlich übertragbar ist. Peter übertreibt vielleicht etwas, aber die Grundlage seiner Argumente ist absolut wahr!»

Da springt schon ein zweiter Forscher auf und ruft: «Was hier über Laborversuche gesagt wird, kann gar nicht genug beherzigt werden! Laborversuche können nun einmal nicht mit den Vorgängen gleichgesetzt werden, die im Menschen ablaufen! Wir wissen doch alle, daß wir mit Gewebekulturen wunderbare Versuche machen können, die am lebenden Menschen dann plötzlich nicht mehr ‹funktionieren› – eben weil wir oft gar nicht wissen, was im Menschen wirklich passiert!» Kaum hat sich dieser Redner gesetzt, folgt die nächste Wortmeldung: «Also, friends, ich möchte hier eigentlich gar nicht für oder gegen Peters Thesen Partei ergreifen, aber eines möchte ich doch zu bedenken geben, ehe ihr ihn steinigt: Wir haben ganze Körbe voll Beweise, daß HIV wirkt, aber wir haben immer noch keine Ahnung, wie es wirkt – obwohl wir seit Jahren zu Tausenden danach forschen, daß uns die Köpfe rauchen. – Ob da nicht doch etwas faul ist, wenn wir einfach nichts finden?»

Endlich verschafft sich ein älterer Herr mit britisch-englischem Akzent Gehör: «Wenn Mr. Duesberg nicht recht hat, dann möchte ich verdammt nochmal wissen (I'd damned well like to know), wie es kommt, daß nur einer von 500 Sexualkontakten mit HIV-positiven Partnern zur Ansteckung führt. Was machen denn die anderen 499 Leute mit ihrem Virus? (They can't even put it in their trousers' pocket …)»

Gelächter, Aufruhr, der Konferenzvorsitzende mahnt zu Ruhe und Sachlichkeit: «Nach der nächsten Wortmeldung, Ladies and Gentlemen, werde ich Mr. Duesberg bitten, seine Rede abzuschließen.»

Dieser letzte Redner hat schon so lange warten müssen,

daß sein Beitrag fast atemlos wirkt: «Okay, das mag ja ganz richtig sein, wenn Peter Duesberg uns warnt, keine voreiligen Schlüsse zu ziehen und auf den ersten HIV-negativen AIDS-Fall zu warten. Dann werde ich bereitwillig zugeben (I'll happily admit), daß dieser Fall unser ganzes Gebäude hat einstürzen lassen. Aber inzwischen möge mir Peter Duesberg nachsehen, daß ich angesichts der überwältigenden Tatsachenbeweise (the overwhelming proof of facts) nicht für ihn Partei ergreifen werde.»

«Mr. Duesberg, wir bitten Sie um Ihr Schlußwort.»

«Ladies and Gentlemen, die Diskussion hat – trotz einiger zustimmender Beiträge – gezeigt, daß meine Argumente Sie nicht überzeugen konnten. Angeblich soll ich ja bloß neidisch sein auf den Erfolg meiner Fachkollegen, und meine Thesen sollen der Selbstdarstellung dienen. Nein, meine Herrschaften, das habe ich wahrlich nicht nötig! Ich will nur vor der nächsten Generation von Wissenschaftlern nicht als Narr dastehen, weil ich der Meinung war, daß AIDS durch dieses harmlose kleine Virus erklärt werden kann. Sie betonen immer wieder, AIDS sei eine völlig neue Krankheit und suchen deshalb nach einem einzigen neuen Erreger. Tatsächlich ist AIDS aber doch lediglich ein neues Syndrom von längst bekannten Krankheiten. Der Immundefekt, den wir Virologen an einem kritischen Abfall von T-Zellen erkennen, tritt doch bei über 20 verschiedenen degenerativen und neoplastischen (Neubildungen von meist bösartigem Charakter, d. Verf.) Krankheiten auf: beim Kaposi-Sarkom, beim Burkitt- und anderen Lymphomen, bei der Pneumocystis-carinii-Pneumonie, bei Diarrhoe, Demenz (Schwachsinn, d. Verf.), Candidiasis (Pilzbefall, d. Verf.),

Tuberkulose, Lymphadenopathie, Slim-disease[23], Fieber, Herpes und vielem anderem. – Soll denn wirklich ein einziger Erreger für alle diese Krankheiten verantwortlich sein? Soll denn wirklich eine erst neuerdings erkennbare Häufung von Krankheiten bei Risikogruppen einen neuen Erreger signalisieren?» (Duesberg 3: S. 116). «Wie erklären Sie es, daß dieser einzige Erreger, das HIV, bei über 90% der US-amerikanischen AIDS-Patienten eine Pneumocystis-carinii-Pneumonie oder ein Kaposi-Sarkom hervorruft, während in Afrika mehr als 90% der Fälle an Slim-disease, Fieber und Durchfall erkranken? Warum führte dieser gleiche Erreger noch 1983 in den USA bei 35% aller AIDS-Fälle zu einem Kaposi-Sarkom, 1988 aber nur noch in 6% der Fälle? Die Pneumonie ist im gleichen Zeitraum von 42% auf 64% angestiegen – und die angebliche Ursache dieser Krankheiten und ihres unterschiedlichen Auftretens soll die ganze Zeit über die gleiche geblieben sein?

HIV *allein* kann nicht AIDS erzeugen: Die eben genannten Tatsachen belegen, daß der Krankheitsausbruch unter anderem von länderspezifischen Kofaktoren abhängt. Die einfachste Erklärung ist aber die Annahme, daß HIV ein harmloses Virus und kein AIDS-Erreger ist.» (Duesberg 3: S. 122) – «Haben wir denn alle vergessen, was der Buchstabe A in AIDS heißt? A steht nicht für infektiös (infectious)! Er bedeutet *erworben* (acquired). Man kann Lungenkrebs ‹erwerben›, wenn man raucht. Man kann den Tod ‹erwerben›, wenn man einfach achtzig Jahre auf diesem Planeten lebt. Man kann eine Menge Unannehmlichkeiten

---

[23] Wegen der extremen Abmagerung der Patienten wird das Slim-disease in Afrika zu den Vorstadien von AIDS gerechnet (Koch: S. 13).

‹erwerben›, wenn man so lebt, wie die Leute eben leben, die das Risiko eingehen, AIDS zu bekommen.

Gut, Sie haben Untersuchungsfehler zugeben müssen – aber meinen Sie nicht auch, daß selbst unter Erfolgszwang stehenden, ernsthaften Wissenschaftlern solche Fehler nicht hätten unterlaufen dürfen? Unsere Arbeit wird immerhin mit öffentlichen Geldern bezahlt! Jawohl, eine Milliarde Dollar sind dafür bis jetzt vergeudet worden – und die Anzahl von Menschenleben, die von unserer Arbeit abhängt, wage ich gar nicht erst zu schätzen. Sie wissen selbst, daß Sie nur von Hypothesen ausgehen und nicht von Tatsachen; und um die Antworten auf wichtigste Fragen drücken Sie sich, meine Damen und Herren, ja, noch schlimmer, Sie stellen sie nicht einmal! Sind Ihnen denn tatsächlich publikumswirksame Fernsehauftritte und aus Steuergeldern bezahlte Kongreßreisen in alle Erdteile wichtiger als sorgfältige und verantwortungsvolle Forschung?

Ich bedaure, daß sich unsere Wege getrennt haben. Aber ich werde den meinigen weitergehen: aus Verantwortung.»

Die gereizte Stimmung dieses Kongresses war nicht erst im Laufe dieser Sitzungen entstanden: Alle Teilnehmer hatten schon vorher mehr oder minder deutlich Stellung bezogen, denn Duesberg hatte bereits seit dem Sommer 1986 auf Kongressen, in Publikationen und schließlich sogar in der öffentlichen Presse geäußert, das HIV könne nicht der Verursacher von AIDS sein. Fast zwei Jahre lang hatten seine Kollegen diese Äußerungen ignoriert oder verspottet. Jetzt aber beschlossen sie, ihn zu stellen.

«Es ist ganz klar, daß dieser Kongreß nur einen einzigen Zweck hatte», sagt Harry Rubin, der Kollege

Duesbergs und wie er Mitglied der National Academy, «nämlich, ihn fertigzumachen. Und Peter hat nicht gekniffen. Aber fertigmachen lassen hat er sich auch nicht.»

Auch nach Washington gingen die Auseinandersetzungen weiter, nun wieder in schriftlicher Form. Die renommierte Zeitschrift Science räumte sowohl Duesberg wie auch dem unter Virologen sehr bekannten AIDS-Forscher R. C. Gallo und seinen Kollegen W. Blattner und H. M. Temin im Juli 1988 einige Spalten ein, in denen sie ihre wissenschaftlichen Thesen darlegen konnten. Gallos Artikel trägt die Überschrift: «HIV Causes AIDS», bei Duesberg dagegen heißt der Titel – wie kann es anders sein –: «HIV is not the Cause of AIDS!» (Science: 29. 7. 1988)

Doch ehe auf dieses spannende Duell näher eingegangen wird, seien hier einige Worte über Duesbergs Kontrahenten R. C. Gallo eingefügt:

Beim vergleichenden Literaturstudium fällt Gallo sofort wegen seiner erfreulich realitätsnahen, unbefangenen Haltung gegenüber dem Komplex AIDS auf, denn im Gegensatz zu den meisten seiner Kollegen, deren wissenschaftlicher Horizont sich ausschließlich auf isolierte Detailuntersuchungen beschränkt, verliert R. C. Gallo nicht den Rahmen aus den Augen, in dem sich seine Forschungen bewegen. Besonders deutlich kommt diese Eigenschaft in dem folgenden Zitat aus dem Jahre 1987 zum Ausdruck, in dem Gallo ein Resümee aus der bisherigen AIDS-Forschung zieht: «Gibt es eine Moral aus dieser schrecklichen Geschichte? Ja. Eine der oft zitierten Ruhmestaten medizinischer Wissenschaft in den letzten beiden Jahrzehnten war das Ausmerzen von Infektionskrankheiten, zumindest in den reichen Industrieländern. Das Auftauchen von Retroviren, die eine außerordentlich komplexe und verheerende Krankheit zu erregen vermögen, hat den vermeintlichen Sieg als trügerische Selbstüberschätzung entlarvt.

Die Natur läßt sich niemals wirklich besiegen; dafür sind die menschlichen Retroviren und ihre komplizierten Wechselwirkungen mit der menschlichen Zelle nur ein Beispiel. Vielleicht ist ‹Sieg› wirklich der falsche Begriff, wenn wir unser Verhältnis zur Natur beschreiben wollen: Sie umgibt uns ja nicht nur, wir sind letztlich auch ein Teil von ihr.» (Gallo: S. 93)

Doch nun zu der wissenschaftlichen Kontroverse Duesberg/Gallo, Blattner und Temin, deren markantesten Argumente hier gegenübergestellt werden sollen.[24]

Gallo/Blattner/Temin: «Es besteht kein Zweifel daran, daß HIV AIDS hervorruft, denn epidemiologische Studien haben gezeigt, daß die Infektion mit HIV die absolut sichere Voraussetzung für die Entwicklung der Krankheit AIDS ist.»

Duesberg: «Die gehäuften Fehlschlüsse der vergangenen Jahre sollten zur Vorsicht gemahnen: Immer wieder waren Viren als vermeintliche Verursacher von Krankheiten hingestellt worden, bis man dann schließlich feststellen mußte, daß die Krankheiten auch ohne diese Viren auftreten konnten.»[25]

Gallo/Blattner/Temin: «Es genügt, daß HIV innerhalb

---

[24] Im Rahmen dieses Buches kann nur auf die auch dem Laien verständlichen Argumente der Auseinandersetzung eingegangen werden.

[25] Duesberg nennt hier die fälschlich angenommenen viralen Zusammenhänge z.B. zwischen dem Epstein-Barr-Virus, das auch im Vorstadium von AIDS nachgewiesen wird, und dem Burkittlymphom oder zwischen bestimmten beim Menschen und beim Rind auftretenden Viren und «viraler» Leukämie.

einer Bevölkerungsgruppe auftritt, damit sofort sichere Voraussagen über das Auftreten von AIDS gemacht werden können.»

Duesberg: «Diese Aussage ist zu global. Differenzierte epidemiologische Studien, bei denen Lebensstil, Gesundheitszustand, Geschlecht und Ursprungsland[26] der HIV-Positiven berücksichtigt werden, zeigen an, daß die Voraussagen über die Wahrscheinlichkeit des Auftretens von AIDS in höchstem Maße von diesen Faktoren abhängig sind: Innerhalb der untersuchten Gruppen gibt es solche, bei denen (fast) 0% der HIV-Positiven AIDS entwickeln, andere, bei denen diese Zahl auf 10% und höher hinaufschnellt. Dies kommt auch in den US-amerikanischen Untersuchungen zum Ausdruck: Während im Schnitt jährlich 1% aller HIV-Positiven an AIDS erkrankt, liegt diese Zahl bei einzelnen Bevölkerungsgruppen viel höher: HIV-positive Bluter zum Beispiel und HIV-positive männliche Homosexuelle erkranken jährlich zu 10% und mehr an AIDS. Wenn HIV allein der Erreger von AIDS wäre, müßte die Krankheit bei allen HIV-Positiven in etwa gleichem Maße auftreten. Da dies nicht der Fall ist, kann das Virus allein die Krankheit nicht verursachen.»

Gallo/Blattner/Temin: «Nach der Einführung von HIV-Antikörper-Tests bei Blutkonserven ist die Übertra-

---

[26] In einer späteren, äußerst lesenswerten Arbeit vergleicht Duesberg die Zahlen der jährlichen AIDS-Erkrankungen von antikörperpositiven Personen in Zaire, auf Haiti und in den USA. Dabei kommt er zu außerordentlich interessanten Ergebnissen: Während in Zaire rund 0,0046% der antikörperpositiven Bevölkerung an AIDS erkrankt, liegt diese Zahl auf Haiti schon bei 0,1% (also 25mal höher als in Zaire) und schnellt in den USA schließlich auf 1,5% (d.h. 375mal höher als in Zaire bzw. 15mal höher als auf Haiti) hinauf (Duesberg 3: S. 122).

gung von HIV bei Bluttransfusionen um das 40fache gesunken. Daraufhin treten bei Neugeborenen schon heute deutlich weniger AIDS-Fälle nach Transfusionen auf. Auch dies läßt auf eine ursächliche Beziehung zwischen der HIV-Infektion und AIDS schließen.»

Duesberg: «Gallo stützt seine Behauptung auf die Aussage einer einzigen Quelle, nämlich die Arbeit eines Autors in einer britischen medizinischen Zeitschrift. Die offiziellen Zahlen der US-amerikanischen Centers of Disease Control sagen dagegen ganz anderes aus: Auch drei Jahre nach Einführung der HIV-Antikörper-Tests bei Blutkonserven steigt die Zahl der auf Bluttransfusionen zurückgeführten AIDS-Fälle weiter an; bei Erwachsenen hat sich die Zahl der Erkrankungen zwischen Juni 1987 und Mai 1988 verdoppelt, bei Kindern sogar verdreifacht! Der steile Anstieg von AIDS bei Transfusionspatienten, trotz erheblicher Verringerung antikörperpositiven Spenderblutes, beweist daher gerade das Gegenteil von dem, was Gallo, Blattner und Temin behaupten. Der Beweis, daß HIV nach Blutübertragungen AIDS hervorruft, wäre wesentlich überzeugender, wenn die Krankheit bald nach einer einzelnen antikörperpositiven Transfusion bei relativ Gesunden aufträte. Nun ist es aber so, daß auf Bluttransfusionen zurückgeführte AIDS-Fälle erst sehr spät nach der vermeintlichen Infektion auftreten und dies wiederum nur bei Angehörigen der oben bereits genannten Bevölkerungsgruppen. Es ist eine reine Vermutung, daß in den angenommenen Jahren der Entwicklung der Krankheit nach einer Transfusion keine anderen krankmachenden Faktoren auftreten können. Gerade Bluter, die wichtigste Gruppe der Transfusionsempfänger, sind ohnehin kränklich, ihr biologisches Gleichgewicht ist ständig erheblich gefährdet – daher sind an dieser Personengruppe gewonnene

Erkenntnisse nicht übertragbar auf die Situation Gesunder.»

Gallo/Blattner/Temin: «In Ländern, in denen niemand mit HIV infiziert ist, gibt es keine AIDS-Erkrankungen. In den Ländern dagegen, wo viele Menschen Antikörper gegen HIV aufweisen, gibt es auch viele AIDS-Kranke. Kurz: Wo viele Antikörper sind, ist auch viel AIDS. Auch dies spricht dafür, daß HIV AIDS verursacht.»

Duesberg: «Es ist inhaltlich richtig, daß das Auftreten von HIV-Antikörpern mit dem Auftreten von AIDS gekoppelt ist – wer hier aber eine Kausalbeziehung herstellen will, erliegt mehreren gedanklichen Trugschlüssen. Ich halte mich in diesen Fällen immer an die Empfehlung, die der berühmteste aller Detektive, Sherlock Holmes, seinem vorschnell urteilenden Freund und Bewunderer Watson gab: ‹Wie oft habe ich Ihnen gesagt, wenn Sie das Unmögliche ausgeschlossen haben, dann ist das, was übrigbleibt – und mag es noch so unwahrscheinlich sein – auch die Wahrheit.› Unmöglich ist hier nämlich zweierlei. Erstens: Eine biochemische Aktivität des ‹AIDS-Virus› HIV ist weder bei HIV-Positiven noch bei AIDS-Kranken nachweisbar. Nun gehört es aber zum Grundwissen eines jeden Virologen, daß nur biochemisch aktive Viren Schaden anrichten und ihren Wirtsorganismus ruinieren können. Oder kürzer: das Virus tut nichts – und wir sterben daran! Daher ist es paradox, ein nachweislich biologisch inaktives Virus zum Verursacher einer tödlichen Krankheit erklären zu wollen. Zweitens: Die meisten Viren – mit Ausnahme mancher Herpes-Viren, die nach einer asymptomatischen Latenzzeit wieder aktiv werden – wirken pathogen vor – und nicht nach – der Immunreaktion ihres Wirtsorganismus. Von einer Reaktivierung des HIV kann jedoch, wie oben schon gezeigt wurde, keine Rede sein.

Es gehört ebenfalls zum virologischen Grundwissen, daß die erfolgte Immunreaktion des Körpers im Auftreten von Antikörpern zum Ausdruck kommt, d.h. Bakterien und Viren inaktiviert. Je energischer das Immunsystem reagiert, desto mehr Antikörper werden gebildet und um so wirksamer werden Eindringlinge von ihnen in Schach gehalten. Auch hier stellen meine Kollegen diese in mehr als hundert Jahren millionenfach bestätigte Einsicht auf den Kopf, wenn sie paradoxerweise betonen, daß HIV AIDS verursache, weil der Körper Antikörper gegen diese Krankheit gebildet habe! Das Gegenteil ist richtig: *Weil Antikörper gegen HIV gebildet werden und HIV damit inaktiviert wurde, kann HIV nicht der Verursacher von AIDS sein!*

Jetzt, mein lieber Watson, haben wir das Unmögliche ausgeschlossen, nämlich, daß inaktive HIV-Viren AIDS verursachen und daß HIV-Antikörper eine Prognose für das Auftreten von AIDS bedeuten. Was übrigbleibt und nunmehr gar nicht so unwahrscheinlich klingt, heißt: *HIV kann nicht der Verursacher von AIDS sein!*[27] Selbstverständlich bleibt die Frage offen, wieso bei AIDS-Patienten HIV und die entsprechenden Antikörper meist gekoppelt auftreten. Es könnte sein, daß

---

[27] Duesbergs Ausführungen über die Rolle des HIV im Zusammenhang mit der Ausbreitung von AIDS lassen auch die Prognosen der WHO in einem neuen Licht erscheinen: Diese Organisation rechnet 1988 – allein aufgrund der Verbreitung des HIV! – mit einer Million neuer AIDS-Fälle «in den nächsten fünf Jahren» (siehe Kapitel *Allgemeine Charakteristik und die Besonderheiten der Krankheitsdefinition*). Tatsächlich jedoch haben wir laut WHO eine Zuwachsrate an AIDS-Fällen bis Ende 1992 nicht von einer Million, sondern 444 089. Auf Grund der neuen erweiterten Definition von CDC werden ab Januar 1993 die Zahlen über AIDS-Fälle sprunghaft ansteigen *(siehe S. 215 ff)*.

eine HIV-Infektion Ursache der Mononukleose ist, die im Frühstadium von AIDS häufig beobachtet wird. Die mehr oder minder lange Latenzphase, die diesem Infekt folgt, kann geradezu als Nachweis einer erfolgreichen Immunreaktion mit der dazugehörigen Antikörperbildung verstanden werden.

Die Frage nach dem Verursacher von AIDS bleibt also offen. Ist er überhaupt ein Virus? Hierüber möchte ich mich nicht definitiv äußern, da ich nur in meinem Bereich Fachmann bin. Immerhin aber geben die Beobachtungen an HIV-positiven Blutern und anderen gesundheitlich gefährdeten Gruppen zu denken, denn gerade bei ihnen tritt AIDS zu weit mehr als 10% auf. Deshalb wiederhole ich nochmals: Das A in AIDS bedeutet nicht ‹infectious› (infektiös), sondern ‹acquired› (erworben). Mehr möchte ich hierüber nicht sagen.»[28]

Mit seiner Auffassung von der «Harmlosigkeit» des «AIDS-Virus» HIV und seinem Hinweis darauf, daß das HIV nicht *alleinige* Ursache für AIDS sein kann, vertrat Duesberg 1988 einen äußerst radikalen und damals völlig außenseiterischen Standpunkt. Waren seine Argumente deshalb weniger ernst zu nehmen? Die Situation hat sich allerdings 1993 insofern geändert, als inzwischen eine Reihe von Ärzten und Wissenschaftlern sich Duesbergs Standpunkt genähert haben.

Immer wieder bemüht sich dieser Forscher, Vor-Urteile aufzudecken, den allzu engen Blickwinkel seiner Kol-

---

[28] In einer ausführlichen, 1987 erschienenen Arbeit («Retroviruses as Cancerogens and Pathogens: Expectation and Reality») führt Duesberg wesentliche Argumente gegen die herrschende HIV/AIDS-Theorie an. Sie trägt als Motto einen Ausspruch Einsteins: «Das Wichtigste ist, nie aufzuhören zu fragen.» Nicht nur diese Abhandlung, auch die späteren, beweisen Duesbergs unermüdliches Fragen als Leitidee seiner Arbeit.

legen zu erweitern und vor allem die einseitige Fixie-
rung auf den vermeintlichen AIDS-Erreger HIV wieder zu lösen. Hierbei führt er Argumente an, die sich
auf den von dieser Forschung so wenig berücksichtig-
ten Menschen, seinen biologischen Zustand und die
vielfältigen Verflechtungen mit seiner natürlichen und
sozialen Umwelt beziehen.

An der Kontroverse Duesbergs mit seinen Kollegen
zeigt sich, daß die Antwort auf die Frage nach den
Ursachen der Immunschwächekrankheit AIDS durchaus verschieden ausfallen kann, je nachdem, ob die
Forschung reduktionistisch vorgeht oder ob sie sich
bemüht, die lebendige Vielfalt möglicher Faktoren
einzubeziehen. Zwar vermeidet Peter Duesberg eine
eindeutige Antwort auf die Frage nach dem Verursacher des Immunmangel-Syndroms; sein mehrfach wie-
derholter Hinweis auf das Wort «erworben» kann jedoch nicht überhört werden. Im Gegenteil, er wirkt wie
eine deutliche Aufforderung, den Blick von den Viren
ab- und zum Menschen hinzuwenden und der Frage
nachzugehen, welches wohl die Bedingungen sind,
unter denen dieser eine Immunschwäche «erwirbt».
Diese Frage ist selbstverständlich in erster Linie an
den Arzt gerichtet, denn nur er kann aufgrund seiner
eigenen täglichen Erfahrungen die nötigen Kenntnisse und den nötigen Einblick haben, die es ihm erlauben, Schwächungen der Immunität seiner Patienten
und gegebenenfalls ihre Ursachen zu erkennen.

Die Bedeutung von Krankengeschichten

Wenn man versucht, Duesbergs Anregungen aufzunehmen und sich – eventuell auch im Blick auf eigene

HIV-positive oder gar AIDS-kranke Patienten – anhand theoretischer Ausführungen einen Überblick über das Erworbene Immunmangel-Syndrom verschaffen möchte, dann wird man rasch enttäuscht, denn trotz aller detaillierten Untersuchungen[29] – oder gerade ihretwegen? – vermißt man in den theoretischen Ausführungen über die Krankheit etwas Einfaches, sehr Wichtiges.

Es gehört zu den selbstverständlichsten Aufgaben in

[29] In welcher Art heute in einer medizinischen Zeitschrift, die sich nicht an Virologen wendet, über ein ungeklärtes Krankheitsbild berichtet wird, soll am folgenden – willkürlich herausgegriffenen, aber symptomatischen – Beispiel gezeigt werden: Im Bericht über eine zweijährige Beobachtungszeit an 50 AIDS-Kranken erfährt man nichts über die Patienten, und an die Stelle der Frage, warum der *Mensch* sich nicht gegen die Viren wehren kann, tritt diejenige, warum dies den *T-4-Lymphozyten* nicht möglich ist. – Im Vordergrund der Betrachtung stehen die verschiedenen Virusvarianten, z.B. HLA-DR-5, HLAB-35, ALA-CW-4 (Selecta: 26.1. 87). Die Bezeichnungen dieser Virusvarianten oder -unterarten sind für niemanden mehr verständlich – höchstens noch für den spezialisierten Spezialisten.

Diese wissenschaftlichen Klassifizierungen sind detaillierte, interessante Ergebnisse der reduktionistischen Denkweise – sie verhelfen aber nicht zur Klärung, sondern eher zur Verschleierung des gesamten Problems. Die Beschäftigung mit ihnen wäre akzeptabel, wenn sich dies in der Praxis, der Therapie, bewährte. Aber bis jetzt ist nicht zu erkennen, daß sie zu produktiven therapeutischen Maßnahmen geführt hätte.

Die Teamarbeit spezialisierter Spezialisten verbessert die Situation nicht. Die immer detaillierteren Untersuchungen der Virologen über das «AIDS-Virus» HIV und seine Varianten können nicht mit den klinischen Befunden zur Deckung gebracht werden. Um die Einzelergebnisse einordnen zu können, müßte ein umfassendes Krankheitsbild von seiten der Ärzte entwickelt werden. Dieses aber fehlt. Dadurch entsteht statt gegenseitiger Ergänzung eine Kluft zwischen Forschung und Klinik.

der Medizin, jeden neuen Patienten genau nach seiner eigenen und der Familienanamnese zu fragen. Ganz besonders wichtig sind diese Befunde, wenn man es mit einer bisher unbekannten, sogar tödlichen Krankheit zu tun hat, die sich weltweit ausbreitet.

Wichtigste Elemente einer Krankengeschichte sind:

1. die Familienanamnese, in der der Arzt zu klären versucht, welche Krankheiten in der Familie des Patienten gehäuft auftreten. Soweit möglich, sollte der Erbstrom des Patienten bis zu den Großeltern zurückverfolgt werden;
2. die Eigenanamnese. Diese klärt,
   a) welche Krankheiten der Patient bisher durchgemacht hat, wie sie behandelt wurden (evtl. Chemotherapie, Röntgenbehandlungen, wie oft und wie intensiv durchgeführt?),
   b) welchen beruflichen Belastungen der Patient ausgesetzt ist (ist er dabei evtl. toxischen Belastungen – in metallverarbeitenden Betrieben z.B. durch Blei, Quecksilber o.ä. – ausgesetzt?),
   c) welchem Konstitutionstypus (Kretschmer) der Patient angehört.

Sind diese Grundfragen umfassend geklärt, so hat der Arzt ein Bild des Erbstroms, seiner individuellen Modifikation und der äußeren Schäden, denen der Patient bis zur Erkrankung ausgesetzt war.
Erstaunlicherweise finden sich in allen mir bekannten Veröffentlichungen über AIDS keine Krankengeschichten. Wohl findet man stichwortartige Angaben über früher durchgemachte Pilz- und Geschlechtskrankheiten (die sicherlich alle mit Immunsuppressiva behandelt wurden), aber umfassende Eigen- und

Familienanamnesen sind in der Literatur nicht auffindbar, obwohl von der Gründlichkeit dieser Krankengeschichten die Diagnose abhängt, die von Laboruntersuchungen ergänzt werden muß. Erst diese beiden zusammen führen zur sinnvollen bzw. richtigen Therapie. Entweder existieren diese Unterlagen tatsächlich nicht, dann ist zu fragen: Dürfen sich unsere großen Kliniken und Universitäten derart leichtsinnig verhalten? Schließlich sind sie die Ausbilder unseres Nachwuchses, der wissenschaftlich gründlich erzogen werden sollte. Aber vielleicht existieren die Unterlagen doch, und sie werden nur nicht veröffentlicht. Dann ist zu fragen: Warum? Hat man sich aber tatsächlich nicht um die Gegebenheiten aus dem Erbstrom und dem biologischen Umfeld gekümmert, dann ist es auch verständlich, wieso man heute der Krankheit AIDS hilflos gegenübersteht.

Zwar werden hochkomplizierte, aufwendige Untersuchungen durchgeführt, aber man vermißt ihre differenzierte Bewertung im Vergleich mit bekannten Krankheitserscheinungen. Eingangs wurde bereits berichtet, daß sich bei AIDS alle Blutelemente extrem vermindern. Solche Veränderungen sind auch aus den Befunden der Überlebenden von Hiroshima und Nagasaki bekannt. Radioaktivität ist zweifellos nicht die einzige Ursache solcher Blutbildveränderungen – dennoch sollte ein solcher Hinweis nicht außer acht gelassen werden!

Die in der Literatur eindringlich wiederholten Beteuerungen, daß alles, aber auch alles untersucht werden müsse, um die Ursache dieser rätselhaften Krankheit herauszufinden, hatten bis heute nur die eine Folge, daß man sich immer intensiver mit dem «Erreger» beschäftigte, indem man z.B. nach weiteren «Verwandten» des Virus suchte. Die Faszination einer solchen

Beschäftigung mit dem höchst komplizierten, ja «raffiniert» aufgebauten menschlichen Organismus bis in seine kleinsten Teile hinein ist sehr verständlich. Sinnvoll wäre sie aber erst dann, wenn zuvor das Wesen des Erworbenen Immunmangel-Syndroms erkannt worden wäre.

In der Literatur über AIDS also fehlen jene wichtigsten Angaben, die es dem Arzt ermöglichen könnten, Peter Duesbergs Hinweisen zu folgen und eine Antwort auf die Frage zu suchen, welches denn die Bedingungen sind, unter denen AIDS-Kranke ihre Immunschwäche «erworben» haben könnten.

Dennoch existiert durchaus eine recht umfangreiche Literatur über eine große Zahl immunschädigender Faktoren und ihre vielfältigen Wirkungen auf den menschlichen Organismus – diese Literatur wird von der AIDS-Forschung offenbar nicht zur Kenntnis genommen, ein Bezug zwischen diesen erwiesenermaßen immunschwächenden Faktoren und dem Erworbenen Immunschwäche-Syndrom nicht hergestellt.

Im Laufe unseres Jahrhunderts hat sich die Zahl der immunschwächenden Einwirkungen auf den Menschen rapide erhöht: Als erstes wurden achtsame Forscher auf die schädigenden Wirkungen ungeeigneter Ernährungsformen aufmerksam; sodann erschien eine Reihe von Mahnern, die vor den Auswirkungen eines bedenkenlosen Einsatzes der neuentwickelten Chemotherapeutika warnten; auch der umfassende Einsatz zum Teil hochgiftiger chemischer Mittel in allen Lebensbereichen veranlaßte eine ganze Reihe von Einsichtigen, vor bedrohlichen Folgen zu warnen, und zu ihnen allen gesellten sich Persönlichkeiten, die mit großer Sorge auf die Folgen der Strahlenbelastungen, insbesondere durch künstliche Radioaktivität, blickten.

In den folgenden Kapiteln sollen diese verschiedenen immunsuppressiven Einwirkungen auf den Menschen detaillierter dargestellt werden. Mitunter mag es dabei so scheinen, als führten die Überlegungen weit ab von der Frage nach den Bedingungen, unter denen der Mensch eine Immunschwäche «erwerben» kann: Nur über diese scheinbaren Abirrungen aber ist es möglich, zu fundierten Einsichten zu gelangen, die es erlauben, jene Immunschwächen, die die Menschen in den vergangenen Jahrzehnten «erworben» haben, zur Erworbenen Immunschwächekrankheit AIDS in Beziehung zu setzen.

III. Wie der Mensch eine Immunschwäche «erwerben» kann

Ernährungsschäden

Bereits Ende des 19. Jahrhunderts war eine Reihe von Reformern aufgetreten, deren Anliegen es war, vor den Folgen allzu einseitiger Ernährung zu warnen. Sie wandten sich nicht nur gegen eine unausgewogene, übermäßige Fett-Eiweiß-Ernährung, sondern auch gegen die damals und noch weit bis in unser Jahrhundert hinein gültige Meinung, der Ernährungswert sei allein durch die Angabe der Kalorien (oder Joule) definiert. Noch heute ist Bircher-Benner – um nur einen der verschiedenen Reformer zu nennen – in weiten Kreisen der Öffentlichkeit ein Begriff. Ihm gelang es, der Bevölkerung zur Stoffwechselentlastung eine vorwiegend vegetarische Ernährung nahezubringen.[30]

Auch der Arzt und Hygieniker Kollath erkannte schon frühzeitig die große Bedeutung der Ernährung für die menschliche Gesundheit und wies dies in wissenschaftlichen Versuchen nach. Kollaths wichtigste Forschungsgebiete waren: Bakteriologie, Hygiene und Vitaminstudien, vor allem aber Ernährungsfragen im Zusammenhang mit zivilisatorischen Schädigungen. Die Ergebnisse seiner Forschungen legte er

[30] Noch um 1900 wurde Bircher-Benner von der Ärzteschaft ignoriert, wurden seine Ernährungsvorstellungen mit Kopfschütteln entgegengenommen. Inzwischen werden Sanatorien, die nach seinen Angaben arbeiten, vor allem von Managern zur Stoffwechselentlastung aufgesucht.

in zahlreichen Arbeiten vor, die stets auf dem jeweiligen Gebiet den originellen, unkonventionellen und produktiven Denker zeigen. Während seines ganzen Lebens wies Kollath darauf hin, daß weder das Leben noch Gesundheit und Krankheit – reduktionistisch – nur durch chemisch-physikalische Gesetzmäßigkeiten erfaßbar sind. Kollath gelang es, in ausgeklügelten Tierversuchen die Wirkung verschiedener Nahrungsformen auf die für die menschliche Gesundheit so entscheidend wichtige Florabesiedlung aufzuzeigen.

Die Unversehrtheit dieser ungeheuren Menge (sie wird auf einige Milliarden geschätzt) und Vielfalt von Kleinstlebewesen, die wir auf der Haut und auf allen Schleimhäuten vom Rachen bis zum Darm beherbergen, bildet eine wesentliche Lebensgrundlage und ist damit Ausdruck unserer Gesundheit. Diese Florabesiedelung, die Symbiose (griechisch: miteinander leben) mit dem gesunden Menschen, ist seit Anfang des Jahrhunderts bekannt. Symbionten sind beispielsweise fähig, bestimmte Vitamine zu produzieren, die der Mensch nicht selbst erzeugen kann. (Ein Beispiel ist das Vitamin K, dessen Mangel eine zu starke Verdünnung des Blutes bewirkt und damit eine generelle Blutungsneigung.) Kollaths Tierversuche gingen von der Tatsache aus, daß alle Säugetiere grundsätzlich die gleiche Symbionten-Besiedlung haben wie der Mensch. Die Ergebnisse seiner an Ratten durchgeführten Versuche waren daher auch auf den Menschen übertragbar.[31]

[31] Um die Versuchsergebnisse nicht zu verfälschen, wurden die Ratten möglichst artgerecht in großen, luftigen Käfigen gehalten. – Streng genommen müssen auch Kollaths Tierversuche abgelehnt werden. Da jedoch heute sogar Millionen von Menschen – die ja keine Versuchsobjekte sind – in einem biologisch vergleichbaren Zustand leben wie Kollaths Ratten, sei ihm retrospektiv verziehen.

Wurden diese Tiere mit der sog. «Mangelernährung» gefüttert, die sich vor allem an dem Kohlehydrat-Fett-Eiweiß-Gehalt und den Kalorien orientierte, so führte dies teils bei den Tieren selbst, teils bei ihren Nachkommen zu schwersten gesundheitlichen Schäden:

1. Die gewebliche Grundlage des gesamten Bindegewebsapparates war gestört. Es traten Schäden der Wirbelsäule (einschließlich der Bandscheiben), der Gelenke und der Kiefer auf. Die Tiere litten an Verfall und Mißbildungen der Zähne und wiesen Kalkablagerungen in den Gefässen auf.

2. Auf den Schleimhäuten des Rachens wuchsen «in der Regel» aggressive pathologische Keime[32], die sonst fast nie zu beobachten waren. Die Symbionten waren verdrängt. (Die gleichen Beobachtungen machte Kollath später auch nach Sulfonamidgaben. Kollath 1)[33]

3. Die Tiere waren reizbar und vertrugen vorher tolerierte Substanzen nicht mehr (heute würde man beim Menschen sagen, er sei «allergisch»).

4. Obwohl die Tiere ohne jeden Zweifel schwer krank waren, lebten die so ernährten Ratten oft sehr viel länger als ihre gesund ernährten Käfiggenossen. Ihre lange Lebenszeit war also durchaus kein Ausdruck für Gesundheit.

[32] Diese Flora wird heute bei anscheinend gesunden Menschen häufig in Rachen und Darm gefunden.

[33] Nur nach der Gesamtsituation des Patienten ist es möglich zu entscheiden, ob es sich noch um eine Ausscheidung toxischer Substanzen handelt oder ob dieser Befund bereits als Hinweis für bevorstehende schwere Erkrankungen bzw. deren Vorstufen zu bewerten ist.

Andere Tiere, deren naturbelassene Nahrung alle Spurenelemente usw. enthielt, zeigten keine dieser und auch keine anderen Störungen.

Welche Konsequenzen haben Kollaths Tierversuche nun für den Menschen? Von der bekannten Einsicht ausgehend, daß «die Uhren der Lebewesen verschieden gehen», gibt Kollath an, daß biologisch ein Lebensjahr der Ratte dreißig Menschenjahren entspreche und zieht daraus den Schluß, daß nach einigen Jahrzehnten mit entsprechenden Krankheitserscheinungen beim Menschen zu rechnen sei, wenn seine Ernährung so bleibe, wie sie in den 30er Jahren üblich war.

Tatsächlich traten etwa Ende der 50er / Anfang der 60er Jahre, d.h. ca. 30 Jahre nach Kollaths Versuchen, bei Erwachsenen und Jugendlichen immer häufiger Wirbelsäulenverkrümmungen und Bandscheibenschäden auf. Vorher hatte bei der Erstuntersuchung neuer Patienten meist eine flüchtige Inspektion der Wirbelsäule ausgereicht. Nun aber traten gehäuft Störungen auf; und heute – 1989 – werden noch häufiger noch deutlichere Schäden beobachtet. Kieferorthopäden und Zahnärzte berichten, daß Kiefer-Regulationen und Zahn-Sanierungen immer öfter und bei immer jüngeren Kindern notwendig werden. Die durchschnittliche Lebenserwartung der Menschen steigt stetig an – oft genug um den Preis jahre-, wenn nicht jahrzehntelanger Kränklichkeit und langen Siechtums. Sicher war und ist die Ursache dieser Schäden nicht nur eine fehlerhafte Ernährung, zweifellos aber spielt sie hierbei eine nicht zu unterschätzende Rolle. Bald nach Kollaths Versuchen kamen immer mehr und immer komplexere Schadstoffe über Nahrung, Luft und Wasser hinzu.

In späteren Publikationen berichtet Kollath von Schädigungen der Darmflora durch Sulfonamide und Antibiotika: In schwereren Fällen führen diese Chemotherapeutika zur Sterilität des Darminneren, in leichteren wird die Symbiontenflora gehemmt bzw. treten pathologische Keime auf (Kollath 1: S. 171).

Kollaths Mahnung, die Nahrung so naturbelassen – auch nicht verkocht! – wie möglich aufzunehmen und die einseitige Fleisch-Fett-Ernährung zu vermeiden, drang zur Zeit seiner ersten Veröffentlichungen in den 30er Jahren kaum in das allgemeine Bewußtsein. Mitunter wurden Kollaths Anregungen auch zu sektiererischen Glaubensfragen verdreht, deren Engstirnigkeit und Fanatismus mit Kollath gewiß nichts zu tun hatten. In den letzten Jahren haben Rohkost und Salate einen festen Platz auf vielen Speisezetteln gefunden. Nur selten allerdings wird gefragt, ob die forcierten Anbaumethoden diese Nahrungsmittel mit ihren Herbizid-, Pestizid- und Fungizidrückständen so «naturbelassen» auf den Tisch kommen lassen, wie Kollath es angemahnt hatte.

Die Mäuseversuche von Japanern

Kollaths Tierversuche hatten unter anderem zu der Feststellung geführt, daß ungeeignete Ernährungsformen bei Ratten zu einer pathologischen Florabesiedelung führten. Ein japanischer Film aus der Mitte der 60er Jahre – ein Meisterstück asiatischer Geschicklichkeit! – verfolgt in Großaufnahmen des Dünndarms der Maus sowohl die Auseinandersetzungen zwischen Symbionten und krankhaften Bakterien als auch die pathologischen Veränderungen der Darmzotten selbst.

Warum haben sich nun die Japaner die Mühe gemacht, ausgerechnet den schwer zu erreichenden

Dünndarm der Mäuse zu beobachten? Warum haben sie nicht die Verdauungsprozesse des Magens angeschaut? – Wenn man wirklich etwas über den Verdauungsvorgang erfahren will, muß man versuchen, die Vorgänge in den Dünndarmzotten zu beobachten. Im Magen spielt sich nur eine Art gröberer Vorverdauung ab, und der Dickdarm bereitet die Ausscheidung unbrauchbarer Schlacken vor. Im Dünndarm dagegen geschehen die zentralen Stoffwechselprozesse.

Die Filmaufnahmen der Innenwand des Dünndarms zeigten nun folgendes: Wenn gesunde Mäuse mit physiologischen Bakterien – den Symbionten – gefüttert wurden, bewegten sich die feuchten, aufgeplusterten, glänzenden Dünndarmzotten langsam und rhythmisch. Unmittelbar nach Zufütterung kranker Bakterien dagegen sah man stumpfe, kleine, zusammengesunkene Zotten, die nur ruckartige, arhythmische Bewegungen vollführten. Sofort nach Symbiontengabe aber setzten die regulierenden rhythmischen Bewegungen ein, und die Zotten hatten wieder das gleiche glänzende Aussehen. Dieser Versuch wurde mehrmals angestellt, und stets erfolgte die gleiche Reaktion. Der Vorgang in Gegenwart der Symbionten läßt sich mit einer Art Atmungsprozeß im Flüssigen vergleichen. Pathologische Keime dagegen lösten offenbar eine Art Erstikkungsatmung aus. Dann sah man noch etwas höchst Dramatisches: Die gesunden und die pathologischen Bakterien versuchten, sich gegenseitig zu umschlingen und zu «verdauen». Je nachdem, welche der beiden Gruppen das Feld behaupten konnte, blieb von der jeweils schwächeren nur eine reduzierte Anzahl von Keimen übrig – wurden die Symbionten überwältigt, dann setzten die ruckartigen, fast krampfartigen Bewegungen der Zotten wieder ein.

Zweifellos bestehen zwischen Maus und Mensch viele

Unterschiede! Aber auf dieser Ebene haben beide doch so viel Ähnlichkeit, daß ein Vergleich zuläßig ist. Diese Ratten- und Mäuseversuche scheinen fern von dem eigentlichen Problemkreis AIDS, und doch sind sie eine wichtige Grundlage zum besseren Verständnis dessen, was sich im Verborgenen abspielt, sozusagen hinter dem Erscheinungsbild der Erworbenen Immunschwäche des Menschen.

Darmbakterien beim Menschen

Waren schon die Filmaufnahmen am Dünndarm der Maus nur dank der hohen Geschicklichkeit der Japaner möglich, so wären – begreiflicherweise – solche Versuchsanordnungen beim Menschen mit noch größeren Schwierigkeiten verbunden. Und doch weiß man heute recht viel über diesen zentralen Stoffwechselort, den 2–3 Meter langen Dünndarm. Seine Innenwände sind übersät mit Zotten, die sich immer weiter verzweigen, bis sie schließlich mikroskopische Größenverhältnisse erreichen. Die so entstandene Oberfläche wird auf ca. 100 Quadratmeter geschätzt (MMW: 130, Nr. 34/1988, S. 54).

Erst im Dünndarm sind die Nahrungsstoffe so weit abgebaut, daß sie durch eine Art Filtrationsprozeß in die jenseits der Darmwand gelegenen Lymphknoten und -gefässe gelangen und schließlich in das große Venensystem des Körpers münden. Hierbei spielen sich Prozesse ab, die nach komplizierten Substanzumwandlungen die quantitative und qualitative Zusammensetzung des Blutes ganz wesentlich mitbestimmen. An der anatomischen Gegebenheit dieses engen Zusammenspiels zwischen Ernährung, Verdauung und Substanzumwandlung des Dünndarminhalts zu Lymphe und ihres Einmündens in das große Venensystem des Körpers wird deutlich sichtbar, wie untrennbar alle diese Prozesse miteinander verbunden sind.[34]

Wer denkt schon daran, wenn ihm Blut zur Untersuchung entnommen wird, daß das vor kurzem gegessene Brötchen den eben beschriebenen Weg durchlaufen hat? Schon im Mund beginnt die Verdauung, die den Abbau des Brötchens etappenweise intensivierend durchführt bis zum Dünndarm, wo nun das ganz flüssig gewordene «Brötchen» schließlich in Körpervenen gelangt. Auf diesem Weg kommt das nunmehr sehr veränderte «Brötchen» an der Lunge vorbei und kann hier den Einwirkungen des gerade herrschenden Smogs begegnen oder zum Beispiel beim Passieren der Leber der dort entstandenen «Revolte» gegen die alten, fetten Pommes frites von gestern/vorgestern oder chemischen Substanzen welcher Art auch immer. Schließlich begegnet das «Brötchen» entweder friedlichen Symbionten oder einer dramatischen Situation, wie man sie im japanischen Film sehen konnte. (Der Idealfall wäre natürlich, daß überall «Ruhe» herrschte!) All diesen mehr oder weniger prägnanten, feinen Störungen wird es – das «Brötchen» – also ausgesetzt!

Heute können wir viele Spurenelemente, Metalle, Hormone und Chemosubstanzen usw. im Blut nachweisen. Mit der oben geäußerten knappen Bezeichnung «qualitative Veränderung des Blutes» ist jedoch etwas gemeint, was sich sogar raffiniertesten chemischen Untersuchungen entzieht, sich aber sehr wohl bereits in Blutbildveränderungen zeigen kann. Diese Qualität

---

[34] Die Blutentstehung unter anderem aus der Lymphozytenkonzentration in der Dünndarmwand und den Lymphknoten außerhalb und das Einfließen der Lymphe in größere Venen zeigt deutlich, wie intensiv diese Prozesse im Darm auf den Gesamt-Organismus des Menschen einwirken müssen.

kann sich durchaus auswirken, unter anderem in der Art der Zusammensetzung des Blutes oder an der Größe und Form der Blutzellen (siehe Anhang *Anmerkungen zum Blutbild des Menschen*). Beide sind ebenso wie ein reguläres Blutbild und eine ausgeglichene Symbiontenbesiedlung Zeichen für Gesundheit.

Die Geschichte des «Brötchens» zeigt also, daß Schäden durch die Atmung (beim Passieren der Lunge), durch die Ernährung oder toxische Chemosubstanzen (ob geschluckt oder injiziert) sich im Blutbild bzw. der gestörten Symbiontenflora zeigen müssen. Die Qualität vor allem der Lymphe und des Blutes aber ist Grundlage für die Abwehrstärke oder -schwäche des Menschen.

Man weiß heute, daß das Immunsystem gerade mit diesen Vorgängen im Dünndarm eng verknüpft ist (MMW: 130, Nr. 34/1988, S. 54).

Seit Jahrzehnten liegen einige hunderttausend mikrobiologische Untersuchungen der Darm- und Rachenflora vor; und man weiß heute, weit genauer als es Kollath und andere schon vor Jahren beobachteten, daß durch Zytostatika, Röntgen- und Radium-Einwirkungen die Symbionten verdrängt werden und aggressive Keime wachsen können. Dennoch ist es nicht möglich, allein aufgrund eines bakteriologischen Befundes – ohne Berücksichtigung des biologischen Zustands des Patienten – eine zutreffende Diagnose zu stellen. Dies liegt daran, daß gleiche bakteriologische Befunde bei völlig verschiedenen biologischen Gegebenheiten auftreten können: Menschen mit kräftigem Immunsystem scheiden in der Regel keine pathologischen Keime aus, weil sie gar keine haben. Kranke dagegen scheiden ebenfalls keine pathologischen Keime aus, weil ihr gestörtes Verdauungssystem den Keimen ideale Lebensbedingungen bietet und diese es deshalb nicht wieder verlassen.[35] In beiden Fällen gibt also der identische bakteriologische Befund allein keinen Hinweis auf eine pathologische Florabesiedlung und damit auf eine Schädigung. – Diese beim Gesunden und beim Kranken identischen Befunde wirken für den Neuling zunächst überaus bestürzend; an ihnen zeigt sich jedoch lediglich die enge Verknüpfung all dieser Prozesse, die durch einen Einzelbefund nie erfaßt werden können.

Gerade dieses erstaunliche Phänomen gehört zu den wichtigsten Gliedern einer Beweiskette dafür, daß das Milieu, d.h. der biologische Zustand des Organismus, primär ausschlaggebend ist für das Wirksamwerden von Krankheitserregern (siehe Kapitel *Mensch und Mikrobe*). Wenn wir uns nochmals an den Wanderweg des «Brötchens» erinnern, so fände es also bereits im Dünndarm dramatische Verhältnisse vor. Aber nicht nur das, sondern bei einem AIDS-Kranken würde es sie in praktisch allen Regionen des Organismus antreffen. Mehr oder weniger ausgeprägt gilt dies zwar für alle Krankheiten, aber bei der Erworbenen Immunschwäche ist der Unterschied der: Weil das zentrale Regulationsprinzip des Organismus selbst geschwächt ist bzw. ausfällt, gibt es fast keine Region im Körper, die nicht betroffen ist. Bei anderen Krankheiten sind hauptsächlich einzelne Organsysteme von der Krankheit erfaßt, wohingegen andere weit weniger in den ganzen Krankheitsprozeß einbezogen sind. Bei einer Lungentuberkulose zum Beispiel ist vorwiegend die Lunge, bei einer Hepatitis vorwiegend die Leber geschädigt, andere Organbereiche sind weit weniger in Mitleidenschaft gezogen.

[35] Die Keime dringen dann sehr wahrscheinlich beim Dünndarm-Filtrationsprozeß in den Organismus ein.

Die Wunderdrogen

Sulfonamide – Chemotherapie

Vor über 50 Jahren kamen die Sulfonamide auf den Markt. Diese Substanzen ermöglichten es erstmals, gezielt Bakterien abzutöten, rasch Fieber zu senken und damit viele Krankheiten scheinbar problemlos zu beseitigen. Zu dieser Zeit herrschte einer Reihe von Krankheiten gegenüber eine gewisse therapeutische Resignation. Nur allzu begreiflich ist es daher, daß die Sulfonamide begeistert aufgenommen wurden.

Bald darauf, nämlich nach dem Zweiten Weltkrieg, begann dann der Siegeszug der Penicilline. Diese Wundermittel lösten eine geradezu euphorische Reaktion bei den Ärzten aus, denn die neuen Mittel schienen Hoffnungen zu erfüllen, denen die Sulfonamide doch nicht ganz genügt hatten. Das Beispiel einer schweren und nicht selten tödlich endenden Krankheit – der Lungenentzündung – zeigt deutlich, welch ungeheurer Fortschritt mit der neuen Penicillintherapie erzielt worden ist: Vor der Penicillinära war die Behandlung dieser Krankheit nicht nur problematisch, sondern bis zur Krisis, die zeigte, ob der Patient die Krankheit überwinden konnte, vergingen mindestens 8–10 Tage. Erst dann entschied sich, ob die Therapie das Fieber – meist um 40° C – senkte oder ob weitere fieberhafte Komplikationen eingetreten waren. Mit dem neuen Präparat dagegen sanken die Temperaturen oft innerhalb weniger Stunden auf reguläre Werte ab.

Dieser rasche therapeutische Effekt, der nicht nur bei der Lungenentzündung, sondern auch bei vielen anderen fieberhaften Erkrankungen eintritt, war und ist Grundlage der weltweiten Verbreitung der Penicilline und Antibiotika.[36]

In der anfänglichen Begeisterung über diese neuen, rasch wirksamen Präparate hatte man jedoch bedenkliche Schattenseiten dieser Arzneimittel übersehen; denn es war eine Situation entstanden, die es dem Menschen unmöglich macht, eigentlich fieberhafte Infekte mit Fieber und einer Leukozytose in einem kurzen, dramatischen Verlauf zu überwinden. Die veränderten Krankheitsprozesse verlaufen fast fieberfrei, langsam und schleichend. So entsteht über kurz oder lang der chronisch kranke, nur scheinbar gesunde Mensch, der auch in beschwerdefreien Phasen eine zu geringe Anzahl weißer Blutkörperchen und geschädigte Symbionten hat. Damit sind aber bereits Hinweise auf ein geschwächtes Immunsystem gegeben.

Es besteht keinerlei Zweifel darüber, daß die Sulfonamide, Penicilline und Antibiotika vielen Menschen das Leben gerettet haben, bei längerer Anwendung allerdings stets um den Preis der Schwächung ihrer Abwehrkraft. Deshalb gab und gibt es Ärzte mit der Auffassung, daß Krankheiten, die nicht akut lebensbedrohlich sind, durch Stärkung der Abwehr allmählich in Gesundungsprozesse übergeführt werden müssen, wenn eine echte Heilung erfolgen soll. Der Vollständigkeit halber sei gesagt, daß es möglich ist, auch lebensbedrohliche Situationen ohne «Wunderdrogen» zu überwinden. Leider ist die Zahl der Ärzte, die über ein solches Können verfügen, heute relativ niedrig, vor allem auch deshalb, weil es keine entsprechen-

---

[36] Anti-Biotika sind Substanzen, die gegen Lebendiges (Kleinstlebewesen) gerichtet sind.

den Ausbildungsmöglichkeiten an den Universitäten gibt.

Bereits bei der Anwendung von Sulfonamiden waren Allergien und schwerste, unheilbare Blutkrankheiten aufgetreten. Hier sanken nicht nur die Leukozyten, sondern auch die Erythrozyten auf lebensbedrohlich niedrige Werte ab. Während die Funktion der roten Blutkörperchen eng mit dem Eisenstoffwechsel des Blutes verbunden ist, sind alle weißen eingebunden in die Aufgaben der immunologischen Abwehr. Sie werden sofort aktiv in dem Augenblick, wo Bakterien und Viren – aus welchen Gründen auch immer – in den Organismus eindringen; dies gilt ebenso für die Gewebe wie auch für das Blutsystem.[37] Man könnte sie Handlanger oder Helfer des Immunsystems nennen, denn sie spielen eine entscheidende Rolle für Krankheit und Gesundheit. Das Heimtückische und die eminente Gefahr eines solchen Zustands liegen darin, daß die iatrogen bedingte Leukopenie vom Menschen nicht wahrgenommen wird – höchstens in einer gewissen Leistungsschwäche und Infektanfälligkeit. Wer aber weiß schon, daß dies Zeichen einer Immunschwäche sein kann?

Ganz besonders bei immunstarken Menschen kann die Zahl der weißen Blutzellen rapide ansteigen: Das erlebt der Mensch dann als Fieber. Ist er dagegen im übergeordneten Immunsystem schwach, so sind es auch die Helfer: Der Mensch bekommt nur wenig oder gar kein Fieber.

[37] Die Reaktionsfähigkeit der weißen Blutzellen ist ja ein feines Reagens auf bzw. ein empfindlicher Indikator für die biologische Qualität des Organismus und seines Abwehrsystems. Ihre Aktivität wird durch Langzeit-Anwendung von Sulfonamiden, Penicillinen, Zytostatika und Corticostereoiden aufs schwerste geschädigt.

Seit Jahrzehnten wird die Schwächung des menschlichen Abwehrsystems zur Vor- und Nachbehandlung bei Organtransplantationen benutzt. Mit Hilfe von Immunsuppressiva wird der Empfängerorganismus durch Herabsetzung der eigenen Abwehr sozusagen gezwungen, das fremde Organ des Spenders anzunehmen (siehe Kapitel *Warum kann AIDS bei Organtransplantationen entstehen?*).

Schon Mitte der 50er Jahre erschienen Veröffentlichungen bedeutender Kliniker, die vor zu häufiger, zu hoch dosierter Anwendung der Chemotherapeutika warnten, denn diese wurden – ihr rascher Erfolg war zu verführerisch, zu praktisch – inzwischen nicht mehr nur bei lebensgefährlichen Krankheiten, sondern auch bei sogenannten banalen Infekten verordnet. Schon damals wurde zunehmend alles, was auf dem Wege der Gesundung unter Umständen als Ausscheidungsprozeß angesehen werden kann – passagere Durchfälle, Husten, Schnupfen, die nur eine Begleittherapie erfordern würden – radikal unterdrückt und beseitigt.

Bereits 1954 erschienen *Die Antibiotika und ihre Schattenseiten* (Zinzius) und bald darauf eine große Veröffentlichung bekannter Kliniker über die *Klinik und Therapie der Nebenwirkungen* (Kuemmerle). Dort heißt es: «Neue klinische Bilder sind plötzlich aufgetreten, die bis zur Ära der Antibiotika unbekannt waren und die als mehr oder weniger schwere, vor allem durch Staphylococcus aureus[38] und Pilze bedingte Superinfektionen in den Vordergrund rückten.» (Kuem-

---

[38] Der Staphylococcus aureus ist ein höchst bösartiger, gegen Antibiotika resistenter Keim, der sich heute «rätselhafterweise» zunehmend vermehrt. Auch der Pilzbefall, besonders des Magen-Darm-Trakts, nimmt deutlich zu.

merle: S. 832) Weiterhin beobachtete Kuemmerle «geschädigte Darmflora und Wachstum pathogener Keime» und neben vielem anderen Leberschäden und Allergien (Kuemmerle: S. 346).[39] Schon früh war ersichtlich, daß diese Substanzen mit ihrem anfänglichen Wundereffekt später einen Preis fordern würden. Die Grundlage war bereits gelegt für die etwa 20 Jahre danach auftretende «rätselhafte» Krankheit AIDS. Es dauerte also insgesamt etwa 35 Jahre, bis die Erworbene Immunschwäche zutage trat (siehe auch Hoff; Meyler; Heintz).

Zu den frühen Warnern gehörte auch der Arzt Spain, dessen Buch «Iatrogene Krankheiten» 1960 erschien.

---

[39] «Innerhalb der Nebenwirkungen der modernen Arzneimitteltherapie haben die medikamentösen Blutschäden und -krankheiten eine besondere Bedeutung.» (Kuemmerle: S. 434 und S. 479 ff.) Hierzu sind also ebenso das pathologische Absinken der weißen Blutzellen zu rechnen wie auch die gegenteilige Reaktion in Richtung Leukämie (siehe Kapitel *Tschernobyl und AIDS*). Kuemmerle stellte bereits 1960 fest, daß ein «großes Kontingent der Nebenwirkungen» (der Antibiotika) u.a. in der Verdrängung der regulären Rachen- und Darmflora sowie in Vitaminmangel und Pilzbefall bestehe (S. 336). Trotzdem wird bei Kindern auch heute noch zu einem «Antibiotika-Cocktail gegen pathologische Keimbesiedlung im Rachen» geraten (DNA: 4. 5. 1988). «Überblickt man die Fülle möglicher Nebenwirkungen und die nicht seltene Gefährlichkeit derselben, dann könnte die Schlußbilanz zwischen Nutzen einerseits und Risiko nebst tatsächlichen Komplikationen andererseits, besonders von sehr kritischer oder gar voreingenommener Warte aus, recht ungünstig ausfallen.» (Hausbrandt: S. 5) Hausbrandts *Handbuch*, das ca. 2200 Pharmaka auflistet, ist eine unersetzliche Hilfe für den Arzt, der sich über Nebenwirkungen und gegenseitige Beeinflussungen einzelner Präparate orientieren will. Realiter ist dieses Buch ein Nachschlagewerk über Nebenwirkungen. Aber welche menschlichen Tragödien verbergen sich hinter dem so harmlosen Wort «Neben»-wirkungen?

Iatrogene Krankheiten sind solche, die der Arzt durch sein «therapeutisches» Eingreifen selbst verursacht.[40] Spain wies an beeindruckenden Beispielen nach, daß die anfänglich so problemlos erscheinende Therapie oft zu schwereren Krankheiten führte als die Grundkrankheit, die den Patienten zum Arztbesuch veranlaßt hatte. Trotzdem gab es ein Heer begeisterter Ärzte, besonders die überlasteten frei praktizierenden, die diese rasch wirkenden Präparate umfänglich anwandten, und nur wenige Aufmerksame blieben bei ihrer vorsichtigeren Dosierung. Es ist ein absolutes Novum in der Geschichte der Medizin, daß Ärzte selbst durch die von ihnen angewandte Therapie Verursacher global auftretender Krankheiten geworden sind! Die Problematik der Attacken auf zwei entscheidend wichtige Funktionsbereiche oder -systeme des Menschen – Blut bzw. Symbionten – zeigte sich besonders bei der Krebsbehandlung mit den sogenannten Zytostatika. Da sich die Krebserkrankungen im Laufe der Jahre immer mehr häuften, wurden auch immer mehr Zytostatika eingesetzt, die die gleichen, jedoch weit stärkeren Nebenwirkungen haben wie die beschriebenen anderen Substanzen. Die Therapie der Karzinome wurde noch dadurch kompliziert, daß neben der Verabreichung der Zytostatika auch Radium-, Röntgen- oder Kobaltbestrahlungen durchgeführt wurden, deren Wirkung in die gleiche Richtung geht. Daher

---

[40] In einem fortlaufend über den Wissensstand über AIDS orientierenden Werk, das von erfahrensten AIDS-Forschern herausgegeben wird, heißt es: «Der durch Immunsuppression bedingte iatrogene Immundefekt ist ebenfalls mit einer hohen Tumorrate assoziiert.» (L'Age-Stehr: III, 1a) Etwas anders formuliert heißt dieser Satz nichts anderes, als daß durch therapeutische Maßnahmen bösartige Tumoren ausgelöst werden, die wiederum bei AIDS auftreten können!

entstand allmählich eine Situation, die die Ärzte mehr und mehr zwang, zwischen Nutzen und Risiko einer Therapie abzuwägen. Nur bei schweren Erkrankungen wurde der zu erwartende Schaden in Kauf genommen.

Ebenso wie die eben genannte Gruppe von Präparaten hat das einige Jahre später erschienene Kortison mit seinen Modifikationen eine weltweite Verbreitung erlangt. Auch Kortison mit seinen verschiedenen Verwandten hat als Initialeffekt geradezu wunderartige Wirkungen. Für den Patienten am eindrucksvollsten dürfte die schmerzlindernde Wirkung sein und die Möglichkeit, einen quälenden Asthmaanfall sofort zu kupieren. Aber bald zeigten sich auch hier recht böse Nebenwirkungen.

Als Folge der Nierenfunktionsstörung, die je nach Konstitution des Patienten früher oder später einsetzt, bekommen die Patienten sogenannte Mondgesichter. Die so erzeugte pralle Haut geht praktisch ebenso wenig zurück wie die damit verknüpfte Gewichtszunahme, die auf eine verminderte Flüßigkeitsausscheidung hinweist. An diesen Symptomen erkennt man die Nierensystem und Stoffwechsel schädigende Wirkung der Kortisone. Gut funktionierende Nieren aber haben eine wichtige entgiftende Bedeutung, da sie – nur auf einer anderen Ebene als das Darmsystem – alle für den Stoffwechsel unbrauchbar gewordenen Substanzen ausscheiden müssen. Eine weit schlimmere Folge der Nebennierenrindenhormon-Therapie ist die nach längerer Anwendung auftretende Schädigung des stützenden Skelettsystems. Da diese Mittel den Knochen Kalk entziehen, werden diese außerordentlich brüchig (sogenannte Glasknochen).

Bald nach den ursprünglichen erschienen weitere Präparate auf dem Markt, deren Name auch den

Orientierten kaum noch ahnen ließ, daß es sich hierbei um Nebennierenrindenhormon-Präparate handelte. Wurden diese Namen gewählt, weil die genannten Nebenwirkungen das Präparat zu sehr in Verruf gebracht hatten – war es Zufall ...?

Auch das im Kapitel *Therapeutische Versuche* vorgestellte und am weitesten verbreitete Pharmakon AZT, auf das bei der Behandlung von AIDS nach wie vor größte Hoffnungen gesetzt werden, läßt neuerdings schwerere Nebenwirkungen vermuten (siehe auch: Duesberg 3, S. 124). Während die Substanz bereits auf dem Markt war (!), erwies sich, daß sie im Tierversuch schwere Anämien (Blutarmut) und Vaginalkrebs hervorrufen kann.[41] Aus den Ergebnissen dieser Versuche schließt man, daß das Mittel «auch beim Menschen karzinogen (krebserregend) wirken» könne. Da es jedoch *«derzeit kein wissenschaftlich haltbares Verfahren»* gebe, *«das Krebsrisiko beim Menschen abzuschätzen»* (!), müsse «das unbekannte, aber wahrscheinlich sehr kleine» Krebs-Risiko eingegangen werden.

So wird AZT auch weiterhin in der Vorbeugung propagiert, und selbst schwangere AIDS-Kranke werden mit diesem Präparat behandelt (DNÄ, 8./9. 12. 1989).[42/43]

Um die Freigabe einer zweiten Substanz, Didesoxyinosin (ddI), die in der AIDS-Therapie eingesetzt werden soll, ist unter US-amerikanischen Ärzten ein heftiger Streit entbrannt: Während die «AIDS-Aktivisten» dafür plädieren, die neue Substanz «nicht ausgereift»

[41] In einer zweijährigen Versuchsreihe an Mäusen und Ratten zeigte sich, daß mit hochdosiertem AZT behandelte Tiere nicht nur «wie erwartet» an schweren Anämien erkrankten, sondern auch 10% der Mäuse und 2% der Ratten Vaginal-*karzinome* entwickelten. Bei weiteren Tieren wurden (noch!) gutartige Polypen in der Vagina festgestellt (man weiß, daß 40–80% dieser Polypen bösartig werden!).

sterbenden Patienten als «experimentelle Therapie-
form zugänglich zu machen», warnen andere Wissenschaftler davor, das ddI freizugeben, «obwohl Wirksamkeit und Unbedenklichkeit der Substanz beim
Menschen noch keineswegs fest untermauert sind».
Die Notwendigkeit solcher Warnungen zeigt sich am
Auftreten unerwarteter Nebenwirkungen: «Kaum hatte man einige Dutzend AIDS-Patienten mit ddI behandelt, sickerte der Verdacht durch, daß das Medikament viel toxischer sei, als man angenommen hatte.
Als wichtigste Nebenwirkungen treten eine Pankreati-
tis (Entzündung der Bauchspeicheldrüse) und große
Schmerzen in den Extremitäten auf. Diese Wirkung
zeigt sich jedoch nicht prompt, sondern erst, nachdem die Patienten über längere Zeit mit ddI behandelt worden sind.» (DNÄ: 20./21. 10. 1989) Ist es wohl
ethisch zu verantworten – wie jene «AIDS-Aktivisten»

[42] Soweit ersichtlich, wurden die Versuche ausschließlich an
einer Mäuse- bzw. Rattengeneration durchgeführt. Genetische
Schädigungen, die sich erst an den folgenden Generationen
zeigen könnten, werden so nicht erkannt. Warum wird AZT
dann aber weiterhin Schwangeren gegeben?
[43] Das gleiche wissenschaftliche (?) Verfahren, das weiterhin
zur *Freigabe* eines neuen, kaum erprobten Chemotherapeuti-
kums führt, sollte auch Grundlage des *Verbots* eines jahrhun-
dertelang bewährten pflanzlichen Heilmittels werden: In einem vom deutschen Bundesgesundheitsamt in Auftrag
gegebenen Tierversuch waren extrem überhöhte Dosen von
Osterluzei verabreicht worden. Als sich zeigte, daß die so
einseitig ernährten Tiere Karzinome entwickelten, wurde sofort ein generelles Verbot aller Medikamente verlangt, selbst
wenn diese nur Verdünnungen von 1 : 1 000 000 dieser bewährten Heilpflanze enthielten! – Wie soll man ein solches
Vorgehen verstehen, zumal wenn man die Aussage der «Neu-
en Ärztlichen» berücksichtigt, der zufolge es ja gar kein wissenschaftlich haltbares Verfahren zur Abschätzung des Krebs-
risikos gibt (s. o.)?

es für sich in Anspruch nehmen –, unter Qualen sterbende AIDS-Patienten auch noch zu Versuchsobjekten für unbekannte chemische Kombinationspräparate zu machen?

Wie aufmerksam der Verbraucher heute auch beim Behandeln banaler Störungen sein muß, zeigt ein recht trauriger Arzneimittel-«Zwischenfall»: Wer denkt schon daran, wenn er seine Akne – die häufig jüngere Frauen befällt – behandelt, daß das eingenommene Mittel zu Mißbildungen der nachgeborenen Kinder führen kann?

Wer weiß, daß die weltweit verbreiteten – frei verkäuflichen – Schmerzmittel teils schwerste, tödliche Bluterkrankungen auslösen können? Viele Menschen gleichen diese Schädigungen wieder aus – manche aber werden schwerkrank. Auch bei AIDS wurden und werden zuerst die Risikogruppen befallen – eine andere Frage ist aber, welches die Risiken sind, die schließlich den Zusammenbruch unseres Immunsystems bewirken …

Wer denkt daran, daß die vielen Schlaf- und Beruhigungsmittel, die überall in der Welt von gehetzten, nervösen und unruhigen Menschen eingenommen und von Ärzten mit dem Argument verordnet werden, eine durchwachte Nacht sei schädlicher als diese Pillen, – wer denkt daran, daß der Preis für diese «harmlosen Mittel» eine Leber- oder Nierenschädigung sein kann? Verharrt das Bewußtsein des Verbrauchers so sehr im Tiefschlaf, daß selbst die auf dem Beipackzettel angegebenen Nebenwirkungen (z.B. Schlafstörungen) oder Warnungen (nicht in der Schwangerschaft einzunehmen) ihn nicht aufmerksam bzw. wach werden lassen?

Die hier aufgeführten und in ihrer Wirkung beschriebenen Präparate stellen selbstverständlich nur eine

kleine Auswahl der heute gebräuchlichen Chemotherapeutika usw. dar. Es ist nicht Sinn dieses Buches,
einen umfassenden Überblick über diese Substanzen
mit all ihren Nebenwirkungen zu geben. Vielmehr soll
diese knappe Darstellung dem Leser ein Urteil über
scheinbar unklare Anfälligkeiten und Krankheiten ermöglichen.[44]
Trotz vielfacher Absicherung durch Laborversuche
häuften sich die unerquicklichen Nebenwirkungen
der anfänglich so begeistert begrüßten Präparate,
die vor allem gezielt bestimmte Bakterien unterdrük-
ken bzw. abtöten.[45] Als Konsequenz dieser unerfreu-
lichen Tatsache erschienen immer mehr und immer neue Mittel auf dem Markt, die teils tatsächlich
weniger eklatante Nebenwirkungen hatten, dies teils
aber auch nur versprachen. Dadurch entstand ein
Nebeneinander von Substanzen, deren Einwirkungen
auf den Menschen überhaupt nicht mehr durchschaubar sind. Aber dies hatte auch einen Massenkonsum
all dieser Präparate zur Folge, der zu einer schleichenden Schwächung des Immunsystems führte. Heute,
etwa ein halbes Jahrhundert später, stehen die Ärzte
bereits vor den vielfach geschädigten Nachkommen
der allerersten Generation, die diese Schwächung er-
litt.
Ist ein therapeutisches Konzept nicht doch fragwürdig,

[44] Über das Dilemma dieser ganz jungen Medizin des 20. Jahrhunderts ist viel geschrieben worden – ihre Probleme sind
längst bekannt (z.B. Illich; McKeown; Koch, E. R. 1).
[45] Heute vermutet man die Ursachen von Arzneimittel-
«neben»wirkungen in «defekten, genetisch geschädigten Fer-
menten», die daraufhin besonders sorgfältig untersucht werden (DNÄ: 24. 11. 1988). Ist eine solche Vorgehensweise nicht
wiederum «reduktionistisch»? Warum fragt man nicht, *wo-
durch* diese Fermente geschädigt wurden?

wenn innerhalb eines Jahres – 1988 – der deutschen Arzneimittelkommission[46] «insgesamt 15 983 unerwünschte Arzneimittelnebenwirkungen» gemeldet wurden? (Dt. Ärztebl.: 1. 12. 1988) Aus dem Bericht geht hervor, daß die deutschen Ärzte sich vor allem auf «schwerwiegende Fälle» konzentrieren. Eine weit höhere Zahl von leichteren bis mittelschweren Fällen bleibt also ungemeldet. Diese aber werden höchstwahrscheinlich kumulierenden schädlichen Einflüssen vielfältiger Art ausgesetzt, so daß sie auch im Laufe der Jahre zu «schwerwiegenden» Fällen werden. Wie viele werden gar nicht als iatrogen bedingt erkannt? In diesem Bericht über «unerwünschte Arzneimittelwirkungen» werden zwar Alter und Geschlecht der Patienten aufgelistet und die Inhaltsstoffe der jeweiligen Pharmaka, nicht aber, welche Präparate welche Nebenwirkungen hervorrufen. Aber gerade das wäre für den Arzt wichtig zu erfahren.

Im Laufe der Zeit legten viele Ärzte ihre – anfänglich sicher oft vorhandene – Scheu vor den Nebenwirkungen der von ihnen verordneten Mittel ab; und die nachrückenden Medizinergenerationen erfahren nur noch, daß Nebenwirkungen der notwendige Preis für einen therapeutischen Effekt seien. So entsteht sogar der Eindruck, daß ein Pharmakon ohne Nebenwirkungen kein Heilmittel sein könne. Die Pharmaka werden ja in Labor-Tierversuchen, ohne Bezug zum Menschen, entwickelt. Und selbst wenn einige Produzenten in letzter Zeit dazu übergegangen sind, Verträglichkeitstests am Menschen vorzunehmen: Sind diese etwa zehntägigen Kurzversuche am Ge-

---

[46] Diese Kommission ist erst aufgrund der zunehmenden Zahl sogenannter «Neben»-wirkungen zum Schutz der Patienten entstanden.

sunden ausreichend, um sichere Aussagen über Lang-
zeitwirkungen und -folgen an – möglicherweise
vielfach vorgeschädigten – Kranken aufzudecken
(Jonas)?

Es ist ein erstaunliches, bedenkenswertes Phänomen,
daß in einem von naturwissenschaftlicher Denkhaltung bestimmten Zeitalter eine derartige Unfähigkeit
herrscht, aus den «Großexperimenten» den einzig
möglichen sachlichen Schluß zu ziehen, nämlich, daß
man einem Irrtum erlegen ist.

Chemiegifte und ihre Folgen

Die sterbende Natur

Gleichzeitig mit der Vernichtung der «Schädlinge»
beim Menschen begann nach dem Zweiten Weltkrieg
ein Feldzug gegen alle Schädlinge im Wald, auf den
Feldern, bis in die kleinsten Gärten hinein. Es wurde
bekämpft, unterdrückt und abgetötet. Auch über diese Mittel herrschte wegen ihrer prompten Wirksamkeit anfänglich große Begeisterung.

Doch auch hier war übersehen worden, daß mit dieser
rabiaten Methode gleichzeitig die gesunden, in und
über dem Boden lebenden Bakterien (die Symbionten der Erde!) zerstört wurden. – Die hiermit zusam-
menhängenden Probleme sollen hier nicht behandelt
werden, da sie zu weit vom Thema wegführen würden
(Rusch).

Um dieses Zerstörungswerk einfach und gründlich
zu vollziehen, wurden vielfach – vor allem in den
USA – große Gebiete mit Hubschraubern überflo-
gen und mit Pestiziden und Herbiziden «versorgt».

91

Diese Mittel nannte man – und nennt sie auch heute noch – Pflanzen-«Schutz»-Mittel.[47]

Hinzu kam die Bearbeitung des Bodens mit großen Maschinen, die diesen allmählich zementierten. Die Hauptarbeit der Regenwürmer, den Boden zu lockern und fruchtbar zu machen, wurde somit unmöglich, und daher wurde gerade den Schädlingen das Leben erleichtert. Noch nach dem Ersten Weltkrieg galt ein Boden als fruchtbar und gesund, wenn er in einem Kubikmeter 60–80 Regenwürmer aufwies. Heute sind diese wichtigen Fruchtbarkeitshelfer der Erde, die, wie Landwirte glaubwürdig berichten, eine mit Pestiziden durchsetzte Erde fliehen, selten geworden. Da man ihre Bedeutung aber wieder eingesehen hat, sind Regenwürmer inzwischen käuflich zu erwerben!

Das Bild des säend über seine Felder schreitenden Bauern gehört längst der Vergangenheit an. Heute sitzt er zum eigenen Schutz gegen die Gifteinwirkungen der von ihm verstreuten Chemikalien in einem fest verschlossenen Kasten und rattert mit seinem schweren Traktor über die Äcker. Trotzdem wird vielen Bauern übel bis zum Erbrechen; bei manchen von ihnen sind diese Beschwerden so heftig, daß sie bettlägerig werden. Wer je an solchen frisch mit Giften versehenen Feldern vorbeiging, kennt diesen Übelkeit verursachenden Gestank.

Leider machen bisher noch viel zu wenige Haus- und Kleingartenbesitzer von der Möglichkeit Gebrauch, auf ihrem Stück Land den natürlichen Kreislauf zu erhalten, zu pflegen und damit zumindest ihren eigenen Lebensbereich von zusätzlichen Gifteinwir-

[47] Bereits in der Namensgebung offenbaren diese sog. Pflanzenschutzmittel ihren wahren Charakter: Herbizide sind chemische Mittel zur Abtötung von Pflanzen, Pestizide sind chemische Mittel zur Abtötung von «Schädlingen».

kungen freizuhalten. Daß dies nicht unwichtig wäre, geht aus der Tatsache hervor, daß diese Gärten in der BRD insgesamt eine Fläche von der Größe Schleswig-Holsteins haben. Die Landwirte wissen, daß sie beim Verzicht auf die modernen Anbaumethoden gegenüber den industriellen Agrar-Großbetrieben nicht mehr wettbewerbsfähig wären. Und so wird weiter gespritzt und gestreut ... Und doch können die Betriebe nicht überleben – daran hindern sie die bestehenden Gesetze. Andererseits gedeihen rein biologisch arbeitende, mittelgroße Familienbetriebe sehr gut. Sie sparen nicht nur die hohen Kosten der chemischen Spritzmittel, sondern weitgehend auch die des Tierarztes.

Auch in unserer sogenannten Frischluft befinden sich unzählige Atmungsgifte, Industrieabgase, hochtoxisches Ozon (dreiwertiger Sauerstoff), radioaktive Substanzen und ihre diversen Zerfallsprodukte usw., usw. Inzwischen ist auch das Grundwasser verseucht. In manchen Orten dürfen Säuglinge und Kleinkinder kein Leitungswasser mehr trinken. In unseren Seen und Meeren finden sich Chemiegifte, Abfälle von Kernkraftwerken, Radionukleide und vieles andere mehr. Infolgedessen sterben die natürlich in ihnen vorkommenden Lebewesen ab oder sind schwerkrank. Sonst ganz natürlich vorkommende Algen überwuchern und führen zu Erstickungsprozessen in den Meeren.

Luft, Wasser und Boden sind also durchsetzt mit einer außerordentlichen Vielfalt chemischer, radioaktiver und anderer toxischer Substanzen.

Es ist hier nicht beabsichtigt, die Komplexe sich gegenseitig beeinflussender Gifte aufzuzählen, die uns täglich durch Luft, Wasser und Boden zugeführt werden. Hierüber gibt es seit Jahren eine umfassende Literatur (siehe z.B. Briejèr, Koch, E. R. 1), und fast täglich erscheinen Berichte über Naturkatastrophen in den Tageszeitungen. Die Aufgabe dieses Buches besteht vielmehr darin, ein wenig die Bedingungen zu erhellen, unter denen die «Erworbene Immunschwäche» hat entstehen können. Daher werden bekannte Fakten oft nur gestreift oder aber unter einem anderen Blickwinkel betrachtet.

Der «Hormonskandal» des Sommers 1988 ist ein Musterbeispiel einer altbekannten Verschleierungstaktik. Groß herausgestellt wurde die schädliche Hormonspritzung vor allem der Rinder aus industrialisierten Intensivhaltungen. Nach einer kurzen Zeit heftiger Diskussionen in den Medien versicherten die öffentlichen Stellen, daß sie die Kontrollen verschärfen würden. Mit dieser Versicherung gaben sich weite Kreise der Öffentlichkeit zufrieden.

Dieser Skandal hat aber nur einen – und auch nur nebensächlichen – Aspekt der Fleischproduktion in das Licht der öffentlichen Aufmerksamkeit gerückt, denn die verabreichten Hormone können vom menschlichen Körper wieder abgebaut werden.[48] Der tatsächliche und in der öffentlichen Diskussion weitgehend verschwiegene Skandal besteht in dem krankmachenden Dauerstreß, dem diese Tiere durch ihre industrialisierten Lebensbedingungen ausgesetzt sind[49] – in Angst und Streß produzieren die Tiere zum Teil hochgiftige Substanzen (Histamine). Außerdem sind sie mit großen Mengen von Antibiotika, Chemikalien unbekannter Herkunft und Anabolika «behandelt»

[48] Ob alle Hormone so weit abbaubar sind, daß sie keinerlei Schaden im menschlichen Organismus anrichten, kann hier nicht diskutiert werden.
[49] Meist haben die Tiere in ihren Ställen nicht einmal mehr genügend Platz, um sich niederzulegen.
Auch Futtermittelzusätze zur besseren Fleischproduktion sollen nichts ausmachen?

worden, die im menschlichen Körper kaum abgebaut werden können. Oft genug sind diese schwerkranken Tiere nicht einmal mehr imstande, auf eigenen Beinen vom Stall zum Viehtransporter zu laufen und müssen hierfür erst wieder durch neue Anabolika-Gaben «gestärkt» werden, die im Organismus des geschlachteten Tiers verbleiben.

In Blindversuchen habe ich Hühnerkot bakteriologisch untersuchen lassen[50], und zwar erstens von freilaufenden Hühnern und zweitens von Tieren aus industrialisierter Käfighaltung. Die Ergebnisse zeigten, daß die freilaufenden Tiere eine völlig gesunde Darmflora hatten, die anderen eine hochpathologische – entsprechend der Flora beim Menschen nach intensiven immunsuppressiven Maßnahmen (siehe Kapitel *Ernährungsschäden*). Auch an diesen Befunden wird deutlich, daß diese Tiere durch und durch schwerkrank sind.[51]

Es ist mit an Sicherheit grenzender Wahrscheinlichkeit anzunehmen, daß die Rinder und Schweine aus nicht artgerechter Haltung ebenso krank sind und

---

[50] Das mit der Untersuchung beauftragte Institut hat in Jahrzehnten ca. 400 000 solcher Untersuchungen durchgeführt. Da überdies die Untersuchungstechnik bei Mensch und Tier die gleiche ist, kann an den Ergebnissen nicht gezweifelt werden.

[51] In letzter Zeit hat es mehrere «Eierskandale» gegeben. (Wegen der festgestellten hochtoxischen Substanzen und Salmonellen wird geraten, «steinharte» Eier zu essen.) Ob es sich dabei um Eier gesunder, freilaufender Hühner oder um solche von hormongefütterten, mit Chemikalien durchsetzten Hühnern aus industrieller Käfighaltung handelt, wird nicht erwähnt (DNÄ: 20. 12. 1988). Daß die industriell gehaltenen Tiere Parasiten usw. besten Nährboden bieten, ist überhaupt nicht «rätselhaft», ebensowenig, daß man diese Mikroben in den Ovarien dieser Tiere findet.

entsprechende pathologische Befunde aufweisen. Fast niemand kann sich heute mehr davor schützen, diese kranken Tiere bzw. ihre Produkte zu essen.

Über Massentierhaltungen gibt es eine erstaunlich umfangreiche Literatur, die für die Öffentlichkeit unerreichbar in wissenschaftlichen Bibliotheken steht und zudem in einer für den Laien unverständlichen Sprache geschrieben ist. In diesen Arbeiten werden genaue Laboruntersuchungen beschrieben, die die schweren Stoffwechselstörungen und Knochenfehlbildungen – die Tiere, z.B. Schweine, können teilweise schon vor Erreichen des ersten Lebensjahres nicht mehr stehen – aufzeigen.

Es gehört allmählich zum Allgemeinwissen, daß auch tägliche relativ kleine Dosen von Antibiotika Schäden hervorrufen, wenn sie über lange Zeit eingenommen werden (siehe Kapitel *Erschreckende neue Beobachtungen*). Auch Anabolika sind schwerste Stoffwechselgifte, und da sie keineswegs vollständig abgebaut werden, sind sie im Urin nachweisbar. (Sicher sind dem Leser die zahlreichen Skandale im Sportbetrieb gegenwärtig.) Alle diese Substanzen führen zu kleinen, schleichenden Dauerschädigungen, die wir unserem Immunsystem zusätzlich zumuten. Ist es dann verwunderlich, wenn es eines Tages, nach Jahren der Überforderung, zusammenbricht?

Nicht nur über die tierische Nahrungskette werden wir täglich mit Giftstoffen überschwemmt. Auch von der Vielzahl der in der Industrie und der Landwirtschaft verarbeiteten bzw. verwendeten Roh-, Zwischen- und Endprodukte gehen vielfältige Schädigungen des menschlichen Immunsystems aus. Aus der Fülle öffentlich bekannter, wichtiger Tatsachen seien hier zwei mehr oder weniger zufällig ausgewählte herausgegriffen:

Einer US-amerikanischen Studie zufolge hat sich die Hodenkrebsrate in den 34 Jahren von 1937 bis 1971 verdoppelt. Besonders gefährdet waren die Arbeiter in der Rohöl und Erdgas verarbeitenden Industrie und landwirtschaftliche Arbeiter (Ärztliche Praxis: 10. 3. 1984).

Untersuchungen der schwedischen Gesundheitsbehörde bestätigen diese Beobachtungen. Es wurde festgestellt, daß die Krebsanfälligkeit bei Bauern zwischen dem 30. und 39. Lebensjahr um 20% über dem Bevölkerungsdurchschnitt liegt. Dort nimmt man an, daß dies auf die chemische Intensivdüngung zurückzuführen ist[52] (BZ: 1. 9. 1988).

Ob auch die Verwendung des hochgiftigen DDT an der Zunahme der Krebserkrankungen bei Landwirten beteiligt ist? Die Folgen langjähriger Verwendung von DDT (Carson) in Haus und Feld sind undurchschaubar. Seit Jahren, längst vor dem Verbot bei uns, lagen wissenschaftliche Forschungsergebnisse über seine hochgradige Schädlichkeit vor. Es vergiftet die Nebennieren, was zur Unterfunktion und damit zu «unerklärlichen» Erschöpfungs- und Müdigkeitszuständen führt. Ein Abbau ist kaum möglich; der geringe, der doch im Laufe von vielen Jahren erfolgt, erzeugt das noch giftigere EDT.[53]

---

[52] Die Karzinomrate der Bauern aller Altersgruppen liegt dagegen immer noch um 15% unter dem Bevölkerungsdurchschnitt. Dies mag daran liegen, daß ältere Landwirte erst in einem biologisch gefestigteren Lebensalter mit den modernen in der Landwirtschaft eingesetzten Chemieprodukten in Berührung kamen.

[53] In den USA ist DDT nur partiell verboten. Wieviele Produkte aus den USA essen wir regelmäßig? Auch in Frankreich ist DDT nicht gänzlich verboten. Welche Perspektiven ergeben sich daraus für das Europa der 90er Jahre?

Diese toxischen Substanzen schädigen in erster Linie diejenigen, die ihnen in besonders hoher Konzentration bei der Verarbeitung bzw. bei der Anwendung ausgesetzt sind. Aber auch das biologische Gleichgewicht des Verbrauchers, der die Endprodukte ißt, wird durch ihre über Jahre bzw. Jahrzehnte andauernde Giftwirkung schließlich geschädigt.

Erdgas- und Rohölerzeugnisse, landwirtschaftliche Chemieprodukte und DDT sind nur Einzelbeispiele (Vester 1–3). Wir sind umgeben von einem Netz undurchschaubarer, komplexer Giftwirkungen – nicht nur das: Sie dringen in uns ein mit ihren verheerenden Wirkungen.

Weil uns die USA in der gründlichen Bekämpfung aller Schädlinge voraus waren, wurde dort auch das erste Buch geschrieben, das die Folgen aggressiver, unbedachter Eingriffe in die Naturzusammenhänge aufzeigt: Vor fast 30 Jahren erschien «Der stumme Frühling» von Rachel Carson (siehe auch: Graham). Damals wirkten die Beschreibungen der kranken Natur Amerikas auf uns wie eine Horror-Vision. Heute sind die damaligen schockierenden Beobachtungen längst zu unserer eigenen Wirklichkeit geworden.

Mensch und Natur in Symbiose

Im Folgenden soll noch über einige Aspekte der kranken Natur berichtet werden, die bisher im Zusammenhang mit AIDS nicht berücksichtigt wurden, aber von großer Bedeutung sind:

Zu den wichtigsten Funktionen lebender Organismen gehören die Atmungsprozesse. Wie im Kapitel Ernährungsschäden am Beispiel der Dünndarm-«Atmung» bei Mäusen dargestellt wurde, spielen sich diese lebenswichtigen Prozesse bei Säugetieren keineswegs nur in der Lunge ab.

Weit weniger kompliziert als beim Säugetier und besonders beim Menschen ist das Atmungssystem der Pflanzen; es ist konzentriert auf ihre Blätter bzw. Nadeln. Nun sind Mensch und Natur – ganz besonders in der lebenserhaltenden Atmung – eng aufeinander eingestellt. Der Mensch braucht den zweiwertigen Sauerstoff und atmet ihn ein; das für ihn unbrauchbare Kohlendioxyd gibt er ab. Die Pflanzenwelt dagegen atmet Kohlendioxyd ein und den für uns lebensnotwendigen zweiwertigen Sauerstoff aus. Daher wird der gesunde Wald mit Recht «grüne Lunge» genannt. Eine Vielfalt zivilisatorischer Einflüsse der vergangenen Jahrzehnte hat dieses Gleichgewichtsverhältnis von Mensch und Pflanze erheblich gestört: Der Kohlendioxydgehalt der Erdhülle ist gestiegen, und wir sind konfrontiert mit dem sogenannten «Treibhauseffekt». Dieser Treibhauseffekt[54] nun wird indirekt verstärkt durch das vermehrte Auftreten von Ozon in den unteren

---

[54] Die «Horrorvision» einer Klimakatastrophe mit weltweiten Versteppungen und in ihrem Gefolge Hungersnöten, andererseits aber Überflutungen ganzer Landstriche mit den sozialen Folgen der dadurch ausgelösten Völkerwanderungen wurde von der Atompropaganda «gierig aufgenommen». Da die Kernenergie kein Kohlendioxyd freisetzt, werden AKW-Fernheiznetze als «saubere Alternative» zur Verbrennung fossiler Brennstoffe (Kohle, Erdgas, Erdöl) angepriesen. «Hätte man zum Beispiel 1986 weltweit die Hälfte des damals verbrauchten Erdöls einsparen wollen, hätte man 7400 Atomkraftwerke von 1000 Megawatt bzw. der Größe des AKWs Gösgen benötigt.» Die dadurch auf die Welt zukommenden Gefahren durch Niedrigst-Radioaktivität (siehe Kapitel Der Petkau-Effekt) übertreffen jedoch bei weitem den erhofften Nutzen (R. Graeub: «Apropos ‹Treibhauseffekt›: Rebellion von Klimaforschern», in: Basler Zeitung, Nr. 210, 8. 9. 1989).

Luftschichten bzw. einen Schwund der Ozonschicht[55] in der Erdhülle. Ozon ist ein hochgiftiger, dreiwertiger Sauerstoff, der vom Menschen nicht zu zweiwertigem abgebaut werden kann. Die Ozonanreicherung in Bodennähe geht vor allem auf schwefel- und stickstoffhaltige Schadstoffemissionen zurück (Schönwiese/Dieckmann: S. 104), sie wird aber auch durch radioaktive Strahlungen aus dem Luftsauerstoff hervorgebracht (Kaiser: S. 17). Unter starkem Lichteinfluß verlaufen die zur Bildung von Ozon führenden chemischen Reaktionen außerordentlich rasch und haben – besonders in Ballungsgebieten mit hohen Luftschadstoffkonzentrationen – gefährliche Situationen zur Folge. Es ist anzunehmen, daß diese Prozesse noch wesentlich intensiviert werden unter dem Einfluß der Höhenstrahlung, die infolge des Schwunds der schützenden «Ozonschicht» in der Stratosphäre bis in Bodennähe vordringen kann. (Die sog. Ozonschicht schwindet unter dem Einfluß der Chlorfluor-

---

[55] Die wichtigste Aufgabe der Ozonschicht ist zu verhindern, daß die schädlichen ultravioletten Sonnenstrahlen bis zur Erde durchdringen. Jeder, der schon einmal im Hochgebirge einen Sonnenbrand gehabt hat, kennt die höchst unangenehmen Folgen. Schlimmer ist, daß kleine Ozondauerdosen zu Hautkrebs führen können (Der Spiegel: 24. 10. 1988, «Es geht darum, unsere Haut zu retten»).
Welche globalen Wetter- bzw. Klimaveränderungen der weitere Schwund der Ozonschicht zur Folge haben mag, kann hier unberücksichtigt bleiben. Immerhin muß festgehalten werden, daß unser Wetter schon seit mindestens 28 Jahren «krank» ist. Die Methode, Niederschlagsmengen und Temperaturen im Monatsdurchschnitt zu berechnen, ergibt beruhigende Mittelwerte. Würde man – vergleichsweise – Mittelwerte der Körpertemperaturen eines Menschen, der morgens 35,5° C und abends 40° C hat, messen, dann wären diese Werte ebenfalls beruhigend. Nur – der Mensch wäre todkrank. Mittelwerte sind zur Erfassung lebendiger Abläufe eben ungeeignet!

kohlenwasserstoffe, die vor allem als Treibgase industrieller Großproduktionen in Spraydosen und als Kühlmittel in Kühlschränken verwendet werden.)

Seit einigen Jahren gibt eine Reihe von Großstädten Smogalarm. Wie üblich sind auch hier – wie bei Gewässer-, Radioaktivitäts- und anderen Belastungen – die Grenzwerte, bei denen ein Eingreifen notwendig wäre, heftig umstritten.

Smog entsteht meist bei Inversions- oder nebligen Wetterlagen. Die in Bodennähe erzeugten Giftstoffe können wie unter einer Glocke nicht mehr abziehen, und auch der Kohlendioxydgehalt steigt an. Zudem gibt es in modernen Großstädten kaum Bäume, also fehlen ihnen sozusagen Abnahmestellen für Kohlendioxyd und Lieferanten für Sauerstoff. Ärzte und Krankenhäuser registrieren als Folge dieses Kohlendioxyd-Gift-Gemisches in der Atemluft vor allem eine erhebliche Zunahme von Herz- und Kreislaufstörungen. – Es kann nicht bezweifelt werden, daß in diesem Zusammenhang – trotz der gegenteiligen Behauptungen mancher Wissenschaftler – auch der plötzliche Säuglingstod zu sehen ist.[56] Der Gesundheitsminister von Nordrhein-Westfalen berichtet: «... Der Anteil des plötzlichen Kindstodes an der Säuglingssterblichkeit hat sich von etwa 14% 1980 auf inzwischen 25% erhöht.» (DNÄ: 24. 8. 88). Niemand stellt ernsthaft in Frage, daß in der Luft Atemgifte sind, die gewiß auch den Stoffwechsel krank machen können. Nur kann

[56] In letzter Zeit wird die Auffassung vertreten, daß diese Kinder eventuell stoffwechselgestört seien. Deshalb will man in Zukunft nach dem Tod der Kinder Gewebeproben aus vielen Organen entnehmen, um diese Vermutung zu verifizieren (DNÄ: 17. 8. 1988). – Es ist jedoch auffällig, daß die Eltern immer wieder berichten, daß gerade diese Kinder vor ihrem plötzlichen Tod völlig gesund gewesen seien.

der Erwachsene solche Schädigungen eher kompen-
sieren, besonders wenn er im wesentlichen gesund ist.
Eventuell wird er chronisch krank oder bekommt Bronchitiden, sogenannte Erkältungskrankheiten oder Hei-
serkeit, usw. Der Säugling dagegen stirbt sehr viel rascher, da alle kompensierenden Regulationen noch
nicht voll ausgebildet sind.

Der erstickende Wald

Aus einer Fülle von Veröffentlichungen zum Thema
«Waldsterben» sei hier eine äußerst wichtige Publikation von R. Ojeda-Vera (Natur: 1/1987) herausgegriffen, die bisher kaum genügend beachtet wurde.
Während einer neunjährigen Forschungsarbeit be-
reiste Ojeda-Vera die USA, Südamerika und Europa,
um die mikroskopisch kleinen Veränderungen an erkrankten Koniferen zu untersuchen. Dabei fand er
erst in Brasilien tief im Urwald gesunde Bäume, die es
ihm erlaubten, die krankhaften Abweichungen der
nordamerikanischen und europäischen Bäume zu
beurteilen.
In dem erwähnten Aufsatz legt Ojeda-Vera 480fache
Vergrößerungen[57] kranker Kiefernnadeln vor, an denen sichtbar wird, wie das atmende Gewebe von ver-
backenen Wucherungen verdrängt wird. Diese wirr
wachsenden, jeden regulären Aufbau und die Funktion
der Nadel zerstörenden Gebilde ähneln den Wucherungen menschlicher Karzinome, zu deren Hauptcha-
rakteristika es gehört, daß sie jede durch den Bauplan
des Organismus bedingte Grenze überschreiten.
Die Angsttriebe, das Nachtreiben der Blätter und Nadeln im Frühsommer, vermehren die Atmungsober-

---

[57] In der Projektion ist eine 1100fache Vergrößerung möglich.

fläche, und so wird die Atemnot der Bäume vermindert. Man kann diese Erscheinungen durchaus vergleichen mit denjenigen eines Menschen, der unter Atemnot leidet und häufiger und heftiger atmet, um sich mehr Sauerstoff zuzuführen. Nur kann sich der Mensch durch vermehrtes Atmen mehr Sauerstoff zuführen, die «atemlosen» Bäume dagegen versuchen, sich durch das Hervorbringen neuer Blätter oder Nadeln etwas «Luft zu machen». Eine gesunde 100jährige Buche produziert im Jahr 4580 kg zweiwertigen Sauerstoff und bindet 6298 kg Kohlendioxyd. Diese Buche kann pro Jahr 380 g ätherische Öle, Terpene und Aromate abgeben. Im übrigen ist sie fähig, jährlich 2576 l Wasser zu binden und verzögert dadurch den Oberflächenabfluß (Vester 1–4).

Trotz aller alarmierenden Nachrichten werden allein in Brasilien jährlich Urwälder von der Größe der BRD abgeholzt! Auch durch diese massiven Eingriffe wird der Treibhauseffekt noch verstärkt. In Afrika, in Südamerika und teils auch in Asien sind infolge der hierdurch bedingten Klimaveränderungen zum Teil bereits katastrophale Hungersnöte ausgebrochen.[58]

Weiterhin beobachtete Ojeda-Vera, daß kranke Bäume weniger Kohlendioxyd aufnehmen können als gesunde, da ihre Atemlöcher verstopft sind. So sind sie nicht mehr in der Lage, genügend Sauerstoff nach außen abzugeben. Das heißt, die Bäume ersticken langsam. – Das ist der Sterbeprozeß unserer Wälder!

Was wir also an den kranken Nadeln beobachten, ist nicht nur eine bösartige Wachstumstendenz, sondern auch die Unfähigkeit des Baumes, ausreichend

---

[58] Allerdings sind diese auch Folgen sozialer Mißstände, an denen wir – besonders in Afrika und Asien – nicht unschuldig sind.

Sauerstoff auszuscheiden und entsprechend Kohlendioxyd aufzunehmen. Dadurch werden die Transportkanäle zur Wurzel und zur Baumspitze verengt bzw. verschlossen. Ein derartig geschädigter Baum bietet Schädlingen aller Art eine leichte Angriffsmöglichkeit.[59]

Das Schlimmste aber an dieser Tragödie des sterbenden Waldes ist, daß der Baum, solange er noch teilweise lebt, die aufgenommenen Gifte, gleich welcher Art, mit dem Rest der ihm noch verbleibenden Atmungsöffnungen zusätzlich ausscheidet. Während dieser Zeit wird der Wald, wenn vielleicht auch unbemerkt, für den Menschen eher zur Krankheits- als zur Gesundungsquelle. Er hört erst dann wieder auf, den Menschen zu schädigen, wenn er abgestorben ist.

Dieses Beispiel der Atmungsprozesse zeigt, wie exakt Mensch und Natur aufeinander eingestellt sind. Das von uns gestörte Gleichgewicht schädigt beide gleichermaßen.

Ergänzend muß betont werden, daß die kranke Pflanzenwelt – und damit auch der Wald – die Luftschadstoffe, wie z.B. Blei, Cadmium und andere toxische Industrieabgase, aufnimmt und wieder abatmet. Das heißt, daß der Mensch diese Stoffe nicht nur über die Atemluft, sondern auch über seine Nahrungskette aufnimmt. – Auch über diesen Weg also ist er langsam schleichenden, krankmachenden Einflüssen ausgesetzt. In der Luft der praktisch baumlosen, ohnehin vielfach toxisch belasteten Großstädte treten alle Arten von

---

[59] Die noch so gründliche Untersuchung, welche Parasiten wo gefunden werden, ist – so glaube ich – völlig nutzlos. Hier liegt der gleiche Denkfehler vor wie bei der Erworbenen Immunschwäche: Der Virenbefund allein kann keine wirklichen Aufschlüsse geben, weil er Folge, aber nicht Ursache der Erkrankung ist.

Schadstoffen besonders konzentriert auf. Deshalb ist es nicht verwunderlich, daß die ersten AIDS-Kranken in – zudem noch radioaktiv belasteten – Großstädten beobachtet wurden (siehe Kapitel *Warum waren Homosexuelle, Drogenabhängige und Bluter die ersten Opfer?*) und daß gerade ihr Atemsystem schwerst geschädigt war.

Diese ersten AIDS-Kranken litten alle an einer früher seltenen Pneumonie. Auch heute noch gehört diese Pneumonie in zwei Dritteln der Fälle zu den häufigsten tödlichen Komplikationen von AIDS. Als auslösende Ursache werden bestimmte Bakterien, Pneumocystis carinii angesehen. Diese Bakterien wurden im Sommer 1988 auch bei den verendeten Robben gefunden – eine der wenigen ernstzunehmenden Angaben zum Seehundsterben in einem Wust verwirrender, sinnloser Behauptungen!

Es sind stümperhafte Versuche zu meinen, durch Verbieten einzelner Substanzen könne die sterbende Natur am Sterben gehindert werden. Nur die freiwillige Anerkennung eng verknüpfter Naturgesetzmäßigkeiten und Gleichgewichte, die bisher willkürlich gestört wurden, könnte die Natur wiederbeleben und AIDS keine weitere Chance geben.

Die Folgen radioaktiver Einwirkungen

Erschreckende neue Beobachtungen

Die Untersuchungsergebnisse des Radiologen E. Mehring (Mehring 1 u. 2), die dieser mit Unterstützung von Behörden, Kliniken und Universitätsinstituten aus der BRD, der CSSR und der DDR durchführte, hätten zu einem schockartigen Erwachen führen müssen.[60] Sie blieben dagegen unbeachtet. Wiederum muß gefragt werden, wie dies in einer Zeit vielfältiger publizistischer Möglichkeiten geschehen konnte. Selbst der an diesen Fragen interessierten Verfasserin wurden diese Publikationen erst 1987 zufällig bekannt.

In einem Zeitalter, das von unvoreingenommener wissenschaftlicher Gesinnung geprägt sein sollte, hätte diese Veröffentlichung von vielen Wissenschaftlern als Korrigens eigener Hypothesen aufgenommen werden müssen. Es ist bedenkenswert, daß offenbar relativ häufig gerade Radiologen oder Kernphysiker zu Warnern vor der ursprünglich hochgeschätzten «Wunder»-Technik werden. Einige von ihnen sind inzwischen recht bekannt geworden, wie z.B. Gofman und Tamplin (Gofman; Tamplin; Traube). Schon weit weniger bekannt sind Herbst, Bechert, Sternglass und Heitler.

Der Gesinnungswandel dieser Forscher war Folge von Beobachtungen, die es ihnen unmöglich machten, weiterhin dasjenige zu vertreten, was ihr Verantwortungsgefühl ihnen verbot. Dies ist aus der Literatur von Gofman, Tamplin, Heitler bekannt. Das gleiche gilt für den Radiologen Sternglass.

Mehring war gegen Mitte der 50er Jahre an Blutbildern etwas aufgefallen, das vorher beim Menschen noch nie beobachtet worden war. Obwohl man seit Jahrzehnten Blutbilder von Menschen aller Altersgruppen und die entsprechenden Veränderungen bei den verschiedensten Krankheiten kannte, trat ein bisher unbekanntes Phänomen auf: Phasenweise sank die Anzahl der weißen Blutkörperchen und stieg aus gänzlich unbekannten Gründen wieder an, aber es wurden nie wieder die früher üblichen Werte von 6–8000

[60] 20 Mio. von Mehring untersuchte Fälle sind bekannt.

erreicht. Dann sanken sie, ebenso unerklärlich, wieder auf Werte von ca. 3000 ab. Eine so niedrige Zahl weißer Blutkörperchen galt bis dahin als alarmierender Hinweis auf eine eventuell beginnende Bluterkrankung.

Bereits zu der Zeit, als Mehring seine Untersuchungen durchführte (1955–1965), war das weltweite Absinken der weißen Blutzellen beobachtet und als Abwehrschwäche gedeutet worden.[61] Es war außerdem bereits bekannt, daß die umfänglich eingesetzten Antibiotika Leukopenien als «Nebenwirkung» verursachen können.

Zwar gaben diese Befunde einen Hinweis, welcher Art der festgestellte Schaden sein mußte, er erklärte aber nicht das beobachtete *wellenweise* Absinken und Ansteigen der Anzahl weißer Blutkörperchen.

Um diesem rätselhaften Phänomen auf die Spur zu kommen, wurden an 40 Stellen der BRD zwischen Malente-Gremsmühlen (Schleswig-Holstein) und Friedrichshafen (Bodensee) Radioaktivitätsmeßstellen eingerichtet. Diese Messungen wurden dann verglichen mit den Blut-Staten von mehr als acht Millionen Menschen – teils gesunden, teils kranken – aus den verschiedenen eingangs genannten Ländern.[62]

[61] Heute wird vielfach postuliert, daß nur das Absinken der T-4-Lymphozyten, deren Nachweis aufwendige Untersuchungen erfordert, Zeichen für eine Immunschwäche sei. Die Lymphopenie der T-4-Zellen ist zweifellos eine differenziertere Aussage und zudem Zeichen einer schweren Erkrankung. Jedoch als grundsätzliche Orientierungsrichtung ist die Leukopenie – also das Absinken aller, nicht nur einzelner, weißer Blutzellen – ein zuverlässiger Anhaltspunkt, ebenso wie dasjenige der Lymphozyten; beide sind im einfachen Blutbild auszählbar.
[62] Mehring schließt ausdrücklich aus, daß die wellenweisen Schwankungen der Blutbilder nur eine unbedeutende, eventuell regional bedingte biologische Variante gewesen wären; dazu waren sie allzu markant.

Diese Vergleiche zeigten einen deutlichen Zusammenhang zwischen radioaktiven Belastungen beim Absinken der Leukozyten und einem gewissen Anstieg bei Verminderung des Fallout. Darüber hinaus erklärten sie auch die auffällige Zunahme bzw. den ungewöhnlichen Verlauf verschiedener Krankheiten, deren Zusammenhang mit radioaktivem Fallout bisher noch nicht gesehen worden war. Folgendes war auffällig: 1963 war ein Grippejahr, die Anzahl der weißen Blutkörperchen hätte bei dieser entzündlichen Krankheit also generell ansteigen müssen. Dagegen lagen die Leukocytenzahlen – im statistischen Mittel – um 6% niedriger als in vergleichbaren Situationen. Im damaligen Bundes-Gesundheitsblatt wurde dieses Phänomen als «überraschend» bewertet, und man zog den Schluß, daß diese auffällige Veränderung «in nicht-medizinischen Verhältnissen begründet» sein müsse.

Zu den gleichen Ergebnissen kommt auch eine zweite Arbeit Mehrings mit regional wie auch zahlenmäßig beachtlich erweitertem Untersuchungsmaterial[63]: Sowohl in der BRD wie auch in der ehemaligen DDR und CSSR wurde gleichzeitig und in voneinander unabhängigen Untersuchungen jenes wellenweise Absinken und Ansteigen der Leukozytenzahlen beobachtet. Darüber hinaus fiel sowohl Mehring wie auch den Instituten in der DDR und der CSSR auf, daß die Phasen mit abfallenden Leukozytenzahlen stets mit einem Anstieg der Karzinom- und Tuberkulosehäufigkeit – besonders bei Jugendlichen – einhergingen.

[63] 1. Blutbilduntersuchungen der Medizinischen Universitätsklinik Rostock (DDR) an Krankengut und Blutspendern – also Gesunden! – (1960–1971). 2. Blutbilduntersuchungen des Pathologisch-Anatomischen Instituts Borovice (ehemalige CSSR) an 160 000 Personen (1960–1969) (Mehring 2).

An den Blutbildern von zwei Millionen Untersuchten in der BRD war überdies festgestellt worden, daß diejenigen weißen Blutzellen, die aus dem Knochenmark stammen, besonders betroffen waren. Da sich das Radionuklid Sr-90 besonders im Knochenmark ansammelt und durch die erhöhte Radioaktivität über die Atmung und Nahrung aufgenommen wird, erklärte sich auch die Verminderung der Zahl der weißen Blutkörperchen. Übrigens verminderten sich auch die heute bei AIDS so wichtigen weißen Blutkörperchen – die Lymphozyten. Eingangs wurde berichtet, daß das HIV auch im Knochenmark gefunden worden sei.[64] Ob hier nicht ein Zusammenhang bestehen könnte? Um regionale Besonderheiten auszuschließen, untersuchte E. Mehring noch zusätzlich die Blutbilder von 10 Millionen Krankenkassenmitgliedern in der BRD und kam stets zu dem gleichen Ergebnis: wellenweises Ansteigen und Absinken der Leukozytenzahlen.

Im Vergleich mit Langzeitstatistiken der Stadt Hamburg erwies sich, daß aber auch ein sowohl jahreszeitlicher wie auch im Zusammenhang mit Radioaktivität stehender signifikanter Anstieg der Karzinomfälle zu beobachten war, und zwar besonders bei jüngeren Menschen unter 30 Jahren. Mehring fügt hinzu, daß dieses neue, weltweite Phänomen gegen Ende der 70er Jahre wieder zurückging.[65] Der Zusammenhang von erhöhter Karzinomhäufigkeit und Radioaktivität

---

[64] In dem 1987 erschienenen Buch von M. G. Koch wird beschrieben, daß bei AIDS das Knochenmark stark betroffen ist: «Man hat auch Zeichen einer erheblichen Hemmung der Granulopoese ... feststellen können, ohne den zugrundeliegenden Mechanismus richtig zu durchschauen» (Koch: S. 37; Granulopoese = Produktion der Granulozyten).
[65] Dies mag Folge des Atomteststops von 1963 sein, den immerhin eine Reihe von Ländern einhielten.

ist seit Hiroshima und Nagasaki bekannt (siehe auch: Bertell).

In diesem Zusammenhang ist es nicht möglich, im einzelnen über die umfassenden Untersuchungen Mehrings noch weiteres zu berichten. Eines scheint mir aber doch wichtig, nämlich die einleitenden Worte zu Mehrings Veröffentlichung vom Juni 1972: «Aus der Dauerüberwachung der anvertrauten Kranken könnte sich ein ungeheures Reservoir von Beobachtungsinformationen ergeben, welches mit der Erfassung von Auffälligkeiten auf breitester Basis geeignet wäre, Kriterien aufzuspüren für die diagnostischen Einkreisungen umweltbedingter, toxischer Einflüsse und für deren Auswirkungen auf den Gesundheitszustand des Menschen in unserer Zeit. Damit ließe sich vielleicht etwas erfassen, was Krankenhaus und Klinik niemals zu sehen bekommen, die ersten Anfänge der Krankheit. Noch fehlt es an Maßstäben für solche neuen Folgephänomene, die unser technischer Fortschritt als Nebenwirkung unvermeidlich nach sich zieht.» (Mehring 2)

Dies gilt auch heute noch, ja weit mehr als damals. Nur werden heute zur Blutbildauszählung aus praktischen Gründen Computer eingesetzt. Daß Computer feinste, vor allem neue Veränderungen nicht registrieren können, wird im Abschnitt über Blutbilder (siehe Anhang) erwähnt.[66] Aber die auch von Computern seit Jahren festgestellte Leukozytendepression sollte die Aufmerksamkeit der Ärzte wachrufen. Mir ist nur bekannt, daß international anerkannte Blutspezialisten dieses Phänomen mit großer Sorge verfolgen.

---

[66] Mehring berichtet auch von bestimmten Zellveränderungen, die aber hier nicht beschrieben werden.

Im folgenden sei Mehrings Zusammenfassung seiner Arbeit auszugsweise wiedergegeben:

Der Verfasser beobachtet den Anstieg von Krankheiten, die bisher nie im Zusammenhang mit Fallout angesehen worden waren, und weist nach, daß dies auf erhöhte künstliche Radioaktivität zurückzuführen ist. Mehring erwähnt hierbei insbesondere:

1. Anfälligkeit für banale Krankheiten überhaupt, z.B. Infekte (was auch bei uns, besonders nach der Reaktorkatastrophe in Tschernobyl, zu beobachten war).
2. Krankheitstendenzen mit der Neigung zu schwererem Verlauf als üblich.
3. Zunahme der Tuberkulose der Atmungs- und anderer Organe (siehe Kapitel *Tschernobyl und AIDS – Die Situation in den USA*; Kapitel *Der Sonderfall Belle Glade;* Kapitel *Ist Belle Glade wirklich ein «Sonderfall»?*).

Die beiden folgenden Phänomene sind seit Hiroshima und Nagasaki im Zusammenhang mit künstlicher Radioaktivität bekannt:

4. Zunahme bösartiger Neubildungen.
5. Zunahme bösartiger Erkrankungen des Blutsystems, z.B. Leukämien.

Aus den über 10jährigen Beobachtungen und Auswertungen verschiedener Statistiken folgert Mehring, daß eine «weltweite, generelle Minusvariation in der Abwehrlage der Bevölkerung» und «Konditionsverschlechterung» vorliegen müsse. Grundlage dieser Aussage ist die Auswertung der bereits erwähnten Statistiken aus der BRD, der ehemaligen DDR und CSSR und außerdem der Stadt Hamburg und des Staates

New York. Abschließend schreibt Mehring: «Nur in langjähriger Summierung dieser Effekte radiotoxischer Spuren konnte es über die Beeinträchtigung der Regeneration des weißen Blutsystems zu einer Minderung der Kondition durch eine Aushöhlung der Abwehr des Organismus beim Menschen kommen. Nach der – statistisch gesehen – geringen Größenordnung im Auftreten aller epidemiologischen Auffälligkeiten (wie z.B. im Anstieg der Kinderkrebsmorbidität von 400 auf 2000 Erkrankungsfälle im kritischen Kalenderjahr 1960 bei den sechs Millionen von AOK-Mitglieder-Kindern) mag es so aussehen, als handle es sich nur um eine Anhäufung von Geringfügigkeiten. Aber all unsere Ergebnisse sprechen dafür, daß die Minderung der Abwehrlage mit der Leukozyten-Depression eine Folge der erhöhten Umweltradioaktivität war. Ist das richtig, so erweist sich damit die Existenz eines neuen, bisher nicht bekannten Risikofaktors: weit unterhalb der Schwelle für echte Strahlenschäden[67] liegende radioaktive Kleinstdosen, welche in jahrelanger Effekt-Summierung zu einer Ausdünnung der immunologischen Abwehr des Körpers führen. Dieser Risikofaktor würde die fortlaufende Überwachung der Immunitätslage beim Menschen vom Leukozytenstand im Blutbild her zu einer neuen Aufgabe ersten Ranges in der Allgemein- und Vorsorgemedizin machen, zumal für die besonders gefährdete Jugend der Welt.»

In der Hand des Geübten gibt diese verhältnismäßig einfache, wenig kostenaufwendige Untersuchung des Blutbildes wichtige Hinweise auf den biologischen

---

[67] Ob Mehring die 1972 publizierten Arbeiten Petkaus bereits bekannt waren? Jedenfalls unterstützen sich die Untersuchungsergebnisse Mehrings und Petkaus gegenseitig (Graeub; siehe Kapitel *Der Petkau-Effekt*).

Zustand des Organismus. Das Blut gehört zu den wichtigsten «Organen», es zeigt unmittelbar Schädigungen an, die durchaus nicht gleich vom Menschen bemerkt werden. Nur lernen heute Medizinstudenten weder Anfertigung noch Bewertung des Blutbildes.

Ob die alarmierenden Untersuchungsergebnisse wohl auch auf die beiden fast gleichzeitigen Reaktor-«Unfälle» 1957 in Windscale (Großbritannien; inzwischen aus opportunistischen Gründen in Sellafield umbenannt)[68] und im Ural (Bertell: Explosion von Atommüll, S. 197)[69] zurückzuführen sein mögen? Obwohl

[68] Dieser Reaktor gerät seit Jahren wegen verschiedenster Skandale immer wieder in die Schlagzeilen: Zunächst wegen der hastig und im Auftrag der Regierung Macmillan vertuschten Katastrophe vom 11./12. 10. 1957, die nach heutigen Schätzungen «über tausend Todesfälle ... in England und dem europäischen Festland» verursachte, dann wegen der zwar geheimgehaltenen, aber doch oft vermuteten absichtlichen Freisetzung von Radioaktivität «im Rahmen eines wissenschaftlichen Experiments», das den Nachweis erbringen sollte, «ob größere Mengen von Radioaktivität» tatsächlich die «Wirkung hatten, die Labordaten vermuten ließen ... die Ergebnisse dieses Experiments können heute in Gestalt von Leukämiepatienten des in der Nähe von Windscale gelegenen Dorfes Seascale besichtigt werden. Dort liegt die Leukämierate um das zehnfache über dem nationalen Durchschnitt.» (May: S. 150 ff.) Schließlich wurde im Februar 1990 eine aufsehenerregende Studie der Universität Southampton bekannt, der zufolge die hohe Leukämierate um Sellafield auch auf «Erbgutveränderungen bei AKW-Arbeitern, die beruflich über längere Zeiträume hoher Strahlung ausgesetzt seien,» zurückgeht. «Die Gene im Samen der betreffenden Männer würden offenbar durch Einwirkung von Radioaktivität in einer Weise verändert, die beim Nachwuchs die Entwicklung von Leukämie und von bestimmten Lymphkrebserkrankungen begünstige.» (BZ: 23. 2. 1990)
[69] Für dieses Buch: «Keine Akute Gefahr» erhielt Dr. Bertell den alternativen Nobelpreis.

beide «Unfälle» sogar zu einer Kernschmelze geführt haben sollen, wurden sie erst Mitte der 80er Jahre öffentlich bekannt.

Im gleichen Jahr wie Mehring (1972) veröffentlichte das United Scientific Committee eintausend Arbeiten, die nach Meinung dieses Instituts «... eine sehr komplizierte Herabsetzung der Abwehrkräfte gegen Krankheiten» als Folge von Niedrigst-Radioaktivität beweisen (Strohm: S. 56; Sternglass).

Schließlich sei noch bemerkt, daß der Statistiker Gould und der Radiologe Sternglass Jahre später, nämlich nach dem großen Reaktorunglück in Tschernobyl, bei der Auswertung großer Statistiken aus den USA zu den gleichen Ergebnissen kamen. Hierüber wird später noch zu berichten sein (siehe Kapitel *Tschernobyl und AIDS*).

Beunruhigende Blutbildbefunde.
Hiroshima und Nagasaki und die Bomben in der Sahara

Es ist eine erstaunliche Tatsache, daß im lebenden Organismus viele Konstanten existieren.

1. So ist z.B. der pH-Wert des menschlichen Blutes fast gleich demjenigen des Darms.[70] Soll das Bewußtsein des Menschen nicht getrübt werden, darf dieser Wert im Blut nur geringfügig von seiner Mittellage abweichen.
2. Mit recht kleinen Varianten behält der Organismus – unter entsprechenden Bedingungen – stets

[70] Nicht nur bei Darmkrankheiten, auch bei den blutigen Durchfällen der AIDS-Patienten werden erhebliche Abweichungen des pH-Wertes beobachtet. Es ist mir nicht bekannt, aber aufgrund der Erfahrung ist anzunehmen, daß die Werte bei Strahlenopfern – die auch blutige Durchfälle haben – ebenso erheblich von der Norm abweichen.

die gleiche Form bei. Ein Kaninchen beispielsweise gebiert immer wieder Kaninchen. Das regulierende Formprinzip durchdringt den menschlichen Organismus bis in die letzte Zelle hinein. Bei bösartigen Wucherungen, z.B. bei Karzinomen, wurden diese Formkräfte erheblich gestört.

Ende der 50er Jahre fiel mir nun eine Häufung von Zellveränderungen an Erythrozyten auf, wie sie seit eh und je als flüchtiges Symptom oder aber als Begleitsymptom bei Blutkrankheiten bekannt waren – auch bei Patienten, die ganz andere Krankheiten hatten und sogar bei scheinbar Gesunden. Dieses rätselhafte Phänomen wird als Unruhe des Blutbildes bezeichnet, d.h. die regulär wirkenden formgebenden Prozesse sind in irgendeiner ursächlich nicht zu verifizierenden Weise gestört.[71]

Auch bei langjährig in meiner Behandlung bzw. Beobachtung stehenden Patienten aus den verschiedensten Gegenden traten sporadisch Leukopenien auf. Zwar wies dieser letzte Befund auf eine gewisse Abwehrschwäche hin; im dunkeln blieb jedoch die Ursache der Blutbildveränderungen, da diese Patienten nie mit Chemotherapeutika oder anderen Immunsuppressiva behandelt worden waren.

Im August 1960 änderte sich diese Situation schlagartig, denn die bisher vereinzelten Leukopenien traten plötzlich bei dem gesamten Patientenkreis auf. Gleichzeitig wurden überall in der BRD diese erschreckend niedrigen Leukozytenwerte um 3000 – gelegentlich noch tiefer – registriert.

[71] Nach der Reaktorkatastrophe von Tschernobyl 1986 trat dies neben anderen Veränderungen bei fast allen Patienten auf; das bedeutet, die zugrundeliegende Störung war intensiver geworden.

Parallel hierzu berichteten die Patienten von Befindensstörungen, die mit ihrem eigentlichen Krankheitsbild nichts zu tun hatten; auch viele Gesunde klagten über die gleichen Beschwerden: Sie alle fühlten sich plötzlich auffallend müde, nervös und wie elektrisiert (manche beschrieben ihren Zustand als «Kribbeligkeit»). Viele hatten Einschlafschwierigkeiten, oder der Schlaf war nicht erholsam.[72]

Vor dem Auftreten dieser überraschenden Leukopenien und Befindensstörungen hatte Frankreich in der Sahara eine Reihe von Atomwaffentests durchgeführt, die auch in Deutschland zu einem erheblichen radioaktiven Fallout geführt hatten. Offenbar hatten diese wiederholten radioaktiven Schübe die menschliche Abwehr sukzessive so weit geschwächt, daß es Anfang August 1960 schließlich zu den geschilderten Einbrüchen kam.

Da ich seinerzeit kurzfristig die Möglichkeit hatte, durch einen Physiker damals unveröffentlichte Werte des radioaktiven Fallouts zu erfahren, konnte ich die neu aufgetretenen klinischen und Laborbefunde mit diesen Werten korrelieren. Dabei zeigte sich ein deutlicher Zusammenhang zwischen steigendem Fallout einerseits und sinkenden Leukozytenzahlen und Befindensstörungen andererseits (siehe Kapitel *Erschreckende neue Beobachtungen*).[73]

---

[72] Da ich damals in Süddeutschland praktizierte, lag der Verdacht nahe, es habe sich evtl. um Föhnbeschwerden gehandelt. Diese Vermutung kann jedoch nicht stimmen, da die Beschwerden auch bei Patienten aus Norddeutschland auftraten und ebenso in Süddeutschland während föhnfreier Zeiten.

[73] 1985 erschien von Graeub ein Buch mit dem Titel *Der Petkau-Effekt*. Auch er weist auf die bekannte Tatsache hin, daß sich Strontium-90 in den Knochen anreichert. Sehr wahrscheinlich waren hier die hauptsächlichen Ursachen für die damaligen Leukopenien zu suchen.

116

Diese Atombombenexplosionen hatten auch im öffentlichen Bewußtsein zu einem ersten Aufschrecken geführt. Noch nie waren ja Bomben sozusagen «vor der eigenen Haustür» gezündet worden! Viele Menschen fragten sich besorgt, ob nicht unbemerkt ernste Gefahren auf sie zugekommen waren: Seit den Bomben von Hiroshima und Nagasaki im Jahre 1945[74] waren ja immer wieder radioaktive Wolken über die Erde gezogen, von deren Existenz die Bevölkerung kaum etwas erfahren hatte und deren Bedrohlichkeit von der existentiellen Not der Nachkriegsjahre und dem beginnenden Wirtschaftswunder weit in den Hintergrund gedrängt worden war. Nun aber begann in weiten Kreisen der Öffentlichkeit ein Aufarbeiten der Ereignisse seit den ersten Atombombenabwürfen im Jahre 1945 und eine Auseinandersetzung mit den Gefahren der künstlichen Radioaktivität.

Die Bomben vom 6. und 9. August 1945 auf die Städte Hiroshima und Nagasaki stellen eine Zäsur nicht nur deshalb dar, weil mit der künstlichen Radioaktivität eine Kraft in die Hände der Menschen gelangt war, die diese weder moralisch noch intellektuell zu beherrschen vermochten. Sie stellen eine Zäsur auch deshalb dar, weil die von dieser Kraft ausgehende Gefährdung der gesamten Menschheit auch den Glauben an eine Wissenschaft erschütterte, deren Ergebnisse bislang stets voll Vertrauen entgegengenommen worden waren und deren jüngste Errungenschaft die Menschen nun vor das Nichts stellte, statt sie weiter dem versprochenen irdischen Paradies entgegenzuführen. Der wissenschaftshistorische Artikel der *Encyclopaedia Britannica* umreißt diese Situation – allerdings erst im

---

[74] Streng genommen seit 1942, als der erste Versuchsreaktor von Fermi in Chicago in Betrieb genommen wurde.

Jahre 1975 – mit folgenden Worten: «Der moralische Optimismus moderner Wissenschaft war ... in ihre Grundlagen eingebaut und wurde zur nicht in Frage gestellten Selbstverständlichkeit des gesunden Menschenverstands bis zu der Stunde, als Atombomben auf die Bevölkerung von Hiroshima und Nagasaki fielen.» (Ravetz: S. 370)

Bei den besten Atomphysikern hatte die Erprobung der «Musterbombe» für Hiroshima und Nagasaki zu hellem Entsetzen geführt. Diese dramatischen Erschütterungen werden tief beeindruckend von R. Jungk in «Heller als tausend Sonnen» geschildert – es war der Moment, «als die Wissenschaft ihre Unschuld verlor». Mitte/Ende der 50er Jahre erhob auch eine Reihe von Wissenschaftlern in Wort und Schrift ihre warnende Stimme, denn die Bombenversuche gingen nach den Explosionen am 6. und 9. August 1945 unverändert weiter. Die aus diesen Eindrücken entstandenen Bücher von Kollath und Manstein sind heute noch ebenso aktuell wie damals (Kollath 2; Manstein).

Die ergreifendste Schilderung ist das *Hiroshima-Tagebuch* des Arztes Hachiya, in dessen Vorwort der Arzt W. Wells – dem oben zitierten Auszug aus der Encyclopaedia Britannica vorgreifend – schreibt: «Der Bombenabwurf auf Hiroshima war der Anfang einer neuen Epoche in der vom Menschen immer ‹höher entwickelten› Kunst der Selbstvernichtung.» (Hachiya, Anders)

Auch Messerschmidts «Auswirkungen atomarer Detonationen auf den Menschen» (Messerschmidt) ist – besonders für den Arzt – erschütternd zu lesen, denn hinter den knapp und nüchtern vorgetragenen Krankheits- und Blutbildern verbirgt sich entsetzliches menschliches Leiden. In einem japanischen Buch, das in Großaufnahmen Bilder der Bomben auf Hiroshima und Nagasaki zeigt, gibt es ganz besonders ein Bild, das tiefes Entsetzen hervorruft. Es zeigt nur die Schatten eines Mannes in Umrissen, der nahe dem Explosionszentrum getroffen wurde. Jede natürlich vorkommende tödliche Substanz hinterläßt die Leiche des Menschen. Die künstliche Radioaktivität ist fähig, Materie vollständig zu zerstören. Nur ein Schatten bleibt zurück!

Auch Robert Jungks Trilogie (Jungk 1–3) lag der Öffentlichkeit des Jahres 1960 schon vor. Als ich das letzte Buch, *Strahlen aus der Asche,* gelesen hatte, war meine spontane Reaktion, sofort nach Japan zu fahren, um strahlengeschädigte Opfer des Bombenabwurfs zu behandeln. Durch Jungks Vermittlung bekam ich bald einige klinische Daten, die zeigten, daß die Patienten fast alle an hochgradiger Thrombopenie – dem gleichen Zustand, in dem sich schwer Bluterkranke befinden – und Leukopenie litten und in einem unbeschreiblichen Zustand dahinsiechten. Ich mußte einsehen, daß hier jede Hilfe zu spät kam. Es fällt auf, daß die Ärzte zu diesem Zeitpunkt bereits besonders an Medikamenten für die Krebstherapie interessiert waren. Ob sie bereits den Zusammenhang zwischen Radioaktivität und Karzinomentstehung wußten oder ahnten?

Nicht bekannt waren der Öffentlichkeit des Jahres 1960 die beiden großen Reaktorunfälle von 1957 im Ural und in Großbritannien (Windscale/heute Sellafield), die erst Jahrzehnte später bekannt wurden. Und wieviele weitere sind bis heute unbekannt geblieben? Im Rückblick auf das Jahr 1960 muß man heute die Frage stellen, ob die subjektiven Beschwerden wie auch die auffälligen Blutbildveränderungen nicht ein Zeichen dafür waren, daß mit den zusätzlichen Sahara-Explosionen eine biologische Grenze überschritten worden war, jenseits derer die Belastungen nicht mehr unbemerkt ausgeglichen werden konnten.

Im Laufe der dann folgenden Jahre beruhigte sich die biologische Situation. Hierzu trug auch der Atomteststop von 1963 bei, und die Bevölkerung ging von der Annahme aus, daß biologisch kein bleibender Schaden entstanden sei.

Und doch zeigte sich an meinem relativ kleinen Krankengut von Klinik und Praxis, daß sich die Abwehrsituation verschlechtert hatte. Zwar überwanden langjährig in meiner Behandlung stehende Patienten Infekte noch rasch mit entsprechender Temperaturerhöhung, aber auch sie hatten meist niedrigere Leukozytenzahlen als früher in vergleichbaren Situationen üblich. Neue Patienten wiesen sogar noch deutlichere Blutbildstörungen auf. (Das folgende Kapitel wird zeigen, daß diese in der eigenen Praxis beobachteten Leukopenien, die gelegentlich Werte bis 2800 erreichten, nicht nur in der BRD auftraten.)

Vor 1960 hatten derartige Blutbildveränderungen als Alarmsymptom gegolten. Damals dagegen liefen – und das hat sich bis heute nicht geändert – viele Menschen mit solchen Befunden herum, ohne daß dies als aufregend betrachtet wurde und wird. Im Gegensatz zu vorher war nicht einmal ihr Gesamtbefinden beeinträchtigt. Die Vermutung lag nahe, daß sich der Organismus durch die langsam zunehmende Intoxikation umgestellt und an die neue Situation adaptiert hatte. Eine Deutung dieser auch in den folgenden Jahren wellenweise auftretenden Blutbildveränderungen war kaum möglich. Waren es Schäden durch Radioaktivität? Waren es Kombinationen toxischer Belastungen aus der Umgebung? Manche Blutbilder sprachen für eine Bleibelastung ...

Die beeinträchtigte Abwehrsituation drückte sich bei

mikrobiologischen Untersuchungen außerdem – auch bei relativ Gesunden – in der Zunahme pathologischer Keime aus. Anfänglich war bei der Rachenflora wenig zu bemerken, wohingegen die Darmflora eine deutliche Verschiebung zeigte. Die gesunden Symbionten waren verdrängt; an ihrer Stelle fanden sich resistente, schwer beeinflußbare pathologische Bakterienstämme. – Erst nach erneuten weiteren von außen einwirkenden Schädigungen, z.B. durch die Reaktorkatastrophe in Tschernobyl, änderten sich Darm- und Rachenflora wiederum erheblich. Bei gleichzeitigem subjektiv wie klinisch schlechter werdendem Befinden der Patienten war eine derartige Häufung hochpathologischer Keime nie zuvor beobachtet worden! – Noch etwas war auffallend: der zunehmende Initiative-Verlust und die fehlende seelische Durchhaltekraft besonders jüngerer Menschen.

Der Petkau-Effekt

Vor dem öffentlichen Bewußtsein sorgfältig geheimgehalten, waren wohl doch so viele beunruhigende biologische Phänomene aufgetreten, daß es 1963 zu einem Atomteststop kam. Auch wenn davon ausgegangen werden muß, daß sich nicht alle Vertragsunterzeichner an die Vereinbarungen hielten, daß Frankreich und China weiterhin Bomben zündeten und daß Atomkraftwerke überall auf der Welt kleine Dosen von Radioaktivität freisetzten, wurde doch ab 1966 ein gewisser Rückgang des Fallout beobachtet – das zeigte sich auch in den biologischen Auswirkungen. Wo und wann aber dennoch die gefährliche Höhe der schädlichen Kleinstdosen erreicht wurde, weiß niemand zu sagen, ja, daß diese Kleinstmengen überhaupt gefährlich sind, blieb noch längere Zeit unbekannt.

In seinem 1985 erschienenen Buch *Der Petkau-Effekt* beschreibt Graeub, daß und auf welche Weise radioaktive Kleinstdosen zu biologischen Schädigungen des Organismus führen. Diese alarmierenden Entdeckungen des kanadischen Wissenschaftlers Petkau waren bereits 1971/72 in den USA veröffentlicht worden und führten schließlich zu einer völligen Neubewertung der gesundheitsschädlichen Wirkungen ionisierender Strahlen.

Jede Zelle – also auch alle Blutzellen wie Lymphozyten, Leukozyten usw. – ist umgeben von einer zarten Hülle, einer feinen Membran, die entscheidende Aufgaben im Substanzaustausch zwischen Zellinnerem und dem umgebenden Gewebe zu erfüllen hat. Diese Zellmembranen also sind wichtige Regulatoren zwischen Zellinnerem und äußerem Gewebe. Versagen sie, so kann dies zu erheblichen gesundheitlichen Schäden führen.

1. Diese Zellmembranen sind trotz ihrer Zartheit gegen kurze, intensive radioaktive Bestrahlung relativ resistent.[75] In vielfach wiederholten Experimenten zeigte sich, daß 5000fach kleinere Radioaktivitätsdosen, die aber über längere Zeit einwirkten, die Zellmembran brüchig werden ließen (siehe Kapitel *Therapeutische Versuche*). Das bedeutet, daß die Langzeiteinwirkung kleinster radioaktiver Strahlungen, z.B. durch Kernkraftwerke oder Fallout, bereits zu gesundheitlichen Schäden führen muß. Bei Graeub heißt es: «Damit war gezeigt, daß kleine chronische

---

[75] Versuche wurden zuerst mit künstlichen Membranen vorgenommen – einer Imitation der natürlichen –, dann aber an tierischen und menschlichen Blutzellen, die diese Erstexperimente bestätigten (Graeub: S. 115 f.).

Strahlendosen in ihrer spezifischen Wirkung viel gefährlicher sein können als kurzzeitige hohe Dosen.» (Graeub: S. 111)

2. Ganz anders dagegen verhält sich der Zellkern, der bis jetzt als Ort des Erbinformationen tragenden Moleküls DNS im Vordergrund des Interesses stand. (Seine Schädigung, ob durch Radioaktivität oder chemische Substanzen, ruft Mißbildungen hervor.) Der Zellkern wird geschädigt, gleichgültig, ob er kurzfristig höheren oder langfristig kleinsten Dosen ausgesetzt wird!

Diese Wirkungen ionisierender Strahlen werden nach ihrem Entdecker «Petkau-Effekt» genannt.[76]
Es ist also keineswegs ausgeschlossen, daß Kleinstdosen zu Mißbildungen führen und geführt haben überall dort in der Welt, wo seit mehr als 40 Jahren solche Belastungen auftreten.

3. Graeub berichtet über 1974 veröffentlichte Arbeiten von Sternglass, denen zufolge radioaktive Einwirkungen auch das Zytoplasma (Zellsaft) in seiner Zusammensetzung erheblich verändern. Es entstehen hochgiftige Substanzen. «Aufgrund des Petkau-Effektes können laut Sternglass kleine und kleinste, d.h. gedehnte Strahlendosen, wie sie auch als

---

[76] Der Kürze wegen sei nur eine, aber charakteristische Blutbildveränderung bei einer meiner Patientinnen erwähnt, deren seit Jahren niedrige Leukozytenzahlen unerklärlich waren. Sie wohnt in zwölf Kilometer Luftlinienentfernung und in Windrichtung des Kernkraftwerks Leibstadt (Schweiz). Als Test schickte ich sie an die Nordsee, unmittelbar nach dem dreiwöchigen Aufenthalt waren die Leukozyten fast auf das Doppelte angestiegen. Solche Leukopenien können wohl nur dem Petkau-Effekt zugeschrieben werden.

Folge des Fallouts oder durch Emissionen aus Atom-anlagen auf die Lebewelt einwirken, 100 bis 1000mal gefährlicher sein, als man aus medizinischen Erfahrungen, aus den Studien über die Atombomben-opfer in Japan und auch aus Zehntausenden von Tierversuchen hätte erwarten können.» (Graeub: S. 112)[77]

Diese Beobachtungen von Sternglass führten schließlich 1980 zur offiziellen Anerkennung des bis dahin verschwiegenen «Petkau-Effekts» (Graeub: S. 121). Ist er aber der Allgemeinheit bekannt?

Die Arbeiten von Petkau und Sternglass erklären diejenigen biologischen Vorgänge im kleinen, die im großen in den Statistiken von Mehring, Gould und auch von Sternglass selbst zum Ausdruck kommen. Die Statistiken zeigen ja nichts anderes als die Folgen der Zellveränderungen, die dann in der erhöhten Krankheitsanfälligkeit und Todesrate bei Fallout an Millionen von Menschen sichtbar werden.

Ein Bericht aus der GUS bestätigt diese Ergebnisse: Als Spätfolge der Atombombentests der 50er und 60er Jahre im Gebiet der Tschuktschenhalbinsel leiden «nahezu 100% der Bevölkerung … an Tuberkulose». Die Krebsrate bei Speiseröhrenkarzinom ist die höchste der Welt und liegt zehnmal höher als der Landesdurchschnitt. Darüber hinaus treten neuartige Geschwulstbildungen auf (DNA: 18. 10. 1989).

Es ist festzuhalten, daß – auch bei den Blutzellen – alle drei Bereiche der Zelle durch radioaktive Kleinstdosen geschädigt werden: 1. die Zellhülle (Membran),

---

[77] Die in die Zellen – an welchem Ort auch immer – eingedrungenen radioaktiven Substanzen strahlen selbstverständlich so lange, wie es ihrer Zerfallszeit entspricht.

2. der Zellkern, 3. die zwischen beiden liegende Zell-
flüssigkeit, in der hochtoxische, teils ganz neuartige
Substanzen entstehen.

Diese toxischen Substanzen haben eine weit geringere
Sauerstoffbindungsfähigkeit als die ungeschädigte Zelle, d.h., es entsteht eine Art Sauerstoffmangelatmung.
Auch die Krebszelle hat eine Sauerstoffmangelatmung –
hier dürfte die Erklärung der Karzinomentstehung
nach radioaktiven Schädigungen zu finden sein.

Es kommt noch etwas anderes hinzu: In der Atmosphäre entsteht unter anderem radioaktiver Kohlen-
stoff, C-14, dem eine erhebliche mutagene Wirkung
zugeschrieben wird (Manstein: S. 301). Auch Tritium,
eine radioaktive Variante des Wasserstoffs (Halbwerts-
zeit 12,3 Jahre), tritt nach radioaktiven Emissionen
und Fallout vermehrt in der Atmosphäre auf. Durch
derartige Prozesse kann die Latenzzeit bösartiger Tumoren erheblich verkürzt werden. Dieses radioaktive
Isotop kann das erbtragende Molekül DNS zerstören.
Der Mensch wird durch die von ihm geschaffene künstliche Radioaktivität zum «Schöpfer» bisher in der Natur nicht vorkommender Substanzen, die ihrerseits für
die Zellen des Organismus hochgiftig sind.

Gerade die mikroskopisch kleinen Bereiche der Zellen, in denen sich für den Gesamtorganismus wichtigste Prozesse abspielen, werden also durch vielfältige
radioaktive Einflüsse geschädigt. Dies ist jedoch der
Ort, von dessen Zustand es abhängt, ob das Immunsystem fähig ist, sich erfolgreich mit eindringenden Bakterien und Viren auseinanderzusetzen. Auch die Lymphozyten mit ihrer eminent wichtigen Rolle im
Funktionsbereich des Immunsystems sind von den
schädigenden radioaktiven Einwirkungen betroffen. –
Ist es unter diesen Umständen noch verwunderlich,
daß das HIV ungehindert in diesen Mikrobereich des

Organismus eindringen und sich auch an die Lymphozyten heften kann? Über seine Aktivität ist damit noch nichts ausgesagt.

Tschernobyl und AIDS

Die Situation in den alten Bundesländern

Wenn in diesem Kapitel verschiedene allgemeine und klinische Symptome beschrieben werden, die im und nach dem Mai 1986 beobachtet wurden, und dieser Zeitraum kurz mit dem Namen «Tschernobyl» charakterisiert wird, so heißt dies nicht, daß die dargestellten Auffälligkeiten allein auf diese Reaktorkatastrophe in der Ukraine zurückgeführt werden. Zu viele schädigende Einflüsse hatten ja teils schon über Jahrzehnte die biologischen Grundlagen geschwächt, ihre Anhäufung und gegenseitige Beeinflussung war bereits vor «Tschernobyl» längst nicht mehr im einzelnen durchschaubar. Auch vom Frühjahr 1986 wissen wir viel zu wenig, als daß Schädigungen mit Sicherheit bis zu ihrer Ursache zurückverfolgt werden könnten: Wie viele kleine, unbekannt gebliebene Störungen fanden damals in der chemischen und in der Nuklearindustrie statt? Wie wirkte sich in der Bundesrepublik der «Unfall» vom 10. April 1986 in der Nevada-Wüste aus? Da versucht wird, Nuklearkatastrophen im eigenen Land zu verheimlichen, wurde auch dieser schwere Zwischenfall in den USA zwanzig Tage lang verschwiegen. «Für amerikanische Städte werden täglich Strahlungswerte mitgeteilt. Doch am 10. April 1986 wurde ein größerer nuklearer Unfall auf dem Testgelände von Nevada überhaupt nicht gemeldet. Die Quelle des Fallouts soll angeblich Tschernobyl gewesen sein. Die meisten Amerikaner wissen gar nichts von diesem schweren Unfall, der sich bei einem Test von Atomwaffen ereignete.» (Bertell: S. 13) Daher ist «Tschernobyl» mehr als die Katastrophe in der Ukraine; es ist ein markantes Datum, das allerdings eng mit diesem Ereignis verbunden ist.

Die Reaktorkatastrophe in Tschernobyl selbst stellte also nur einen weiteren vergiftenden Schub aus einer vom Menschen selbst geschaffenen Umwelt dar. Dieser «größte anzunehmende Unfall» löste in den deutschen Medien heftige Reaktionen aus. Manches erinnerte an die Situation Anfang der 60er Jahre. Allerdings war die Öffentlichkeit diesmal sensibilisierter, und die mehr desorientierenden als orientierenden offiziellen Berichte wurden weit kritischer aufgenommen als damals. Wiederum erschien eine Reihe von Büchern, von denen einige zusammen mit schon früher erschienenen gewiß zur Orientierung vieler Menschen beitrugen (Strohm; Traube).

Von allen Ländern der EG-Staaten war die BRD – besonders Bayern und Baden-Württemberg – am stärksten betroffen. Häufig lagen kleinste belastete und unbelastete Flächen direkt nebeneinander. Nach US-amerikanischen und sowjetischen Aussagen betrugen die Fallout-Werte insgesamt ein Vielfaches aller oberirdischen Atombombenexplosionen seit 1945!

Die Abschätzung der gesundheitlichen Folgen auch für uns bleibt unsicher, und der Vergleich mit den Folgen von Hiroshima und Nagasaki ist schwierig, weil die Zusammensetzung der ausgestoßenen radioaktiven Partikel von Tschernobyl eine andere war als damals. Auch dieses Mal traten deutliche Befindensstörungen auf, deren Intensität stärker war als ca. 26 Jahre zuvor. Abgesehen von der beschriebenen Müdigkeit, «Kribbeligkeit» und gewissen Schlafstörungen war mir damals nichts aufgefallen (siehe Kapitel *Beunruhigende*

Blutbildbefunde. Hiroshima und Nagasaki und die Bomben in der Sahara). Ob damals tatsächlich nur diese Symptome auftraten oder noch andere, ob sie nicht bemerkt oder falsch gedeutet wurden, ist heute nicht mehr zu entscheiden. Es ist allerdings denkbar, daß die Überlagerungen vielfältiger toxischer Einwirkungen noch nicht so intensiv waren wie heute – die Expositionszeit war auch noch kürzer und sehr wahrscheinlich ebenso die biologische Situation ganz allgemein noch besser.

1986 kam hinzu: Initiativeverlust, geradezu eine Art Willenshemmung, das Gefühl von geschwollenen Lippen und häufig Durst, gelegentlich auch ein metallischer Geschmack im Mund. Bei einigen Patienten trat Übelkeit, sogar Erbrechen auf. Wie sich später zeigte, hatten gerade diese Personen sich in besonders von der Strahlung betroffenen Gebieten lange im Freien aufgehalten. Auffallend war, daß sich bei Menschen, die sich – besonders am 1. 5. 1986 – stundenlang im Freien aufhielten, deutlich ausgeprägtere Störungen zeigten als bei denjenigen, die zur gleichen Zeit im Haus waren, wobei jüngere, zum Teil kräftige, gesunde Menschen zwischen dem 18. und 25. Lebensjahr markantere Störungen aufwiesen als 50- bis 70jährige.[78] Auch hier das auffallende Phänomen, daß gerade die Jüngeren empfindlicher waren als die Älteren.[79] Hinter der Müdigkeit und Initiativelosigkeit besonders jüngerer Menschen verbarg sich oft eine depres-

[78] Nach Beobachtungen aus Frankfurt a. M., Berlin, Freiburg i. Br., München und Stuttgart. Auch Kolleginnen und Kollegen aus anderen Gebieten der BRD beobachteten die gleichen Symptome.
[79] Siehe die Untersuchungen Mehring, Sternglass und diejenigen des Schwedischen Gesundheitsamtes *(siehe S. 97)*.

sive Verstimmung und eine gewisse Hoffnungslosigkeit angesichts der eigenen Zukunft. Abgesehen von der seelischen Reaktion der jüngeren Generation ist sicherlich der Erbstrom der vor 1945 Geborenen – wie ja auch die Statistiken zeigen – noch gesünder als derjenigen, die nach 1958 geboren wurden und daher deutlichere körperliche Störungen aufwiesen.

Die 1986 bei uns beobachteten rein biologischen Störungen hatten eine auffällige Ähnlichkeit mit denjenigen, die nach der partiellen Kernschmelze am 28. März 1979 in der Umgebung des Reaktors von Harrisburg, USA, auftraten. Dort klagten die Patienten über Lippenbläschen (Herpes), metallischen Geschmack im Mund, Übelkeit, Erbrechen und «Rheuma». Bei uns waren all diese Erscheinungen weit schwächer und seltener. – Läßt sich dieses «Rheuma» identifizieren mit dem Ziehen in den Knochen[80], das bei der Lake-Tahoe-Krankheit beobachtet wird? Sollte diese Krankheit also eine Steigerung hiervon sein (siehe Kapitel *Warum tritt das Lake-Tahoe-Syndrom auf?*)? Der Fallout von Tschernobyl enthielt – wie derjenige von Harrisburg – relativ viel Caesium (Graeub: S. 84). Da entsprechende offizielle Untersuchungen fehlen – vielleicht irgendwo unerreichbar lagern? –, sind dies alles Spekulationen; die Nähe dieser Gewebe zum Skelettstützsystem läßt solche Zusammenhänge aber zumindest vermuten.[81]

---

[80] Die Knochen selbst tun nicht weh; die sich darüber spannende zarte Knochenhaut dagegen ist sehr schmerzempfindlich. Ob die meist an den Röhrenknochenenden ansetzenden Muskeln, die eventuell durch Caesiumaufnahme gereizt sind, zu Spannung in der Knochenhaut führen?

[81] Strontium-90, das sich in den Knochen ablagert, führt nicht zu Schmerzen, weil es dort keine entsprechenden Nerven gibt, aber von dort aus wird das Blut geschädigt.

Säuglingssterblichkeit in Baden-Württemberg:
Ein Vergleich der Jahresraten

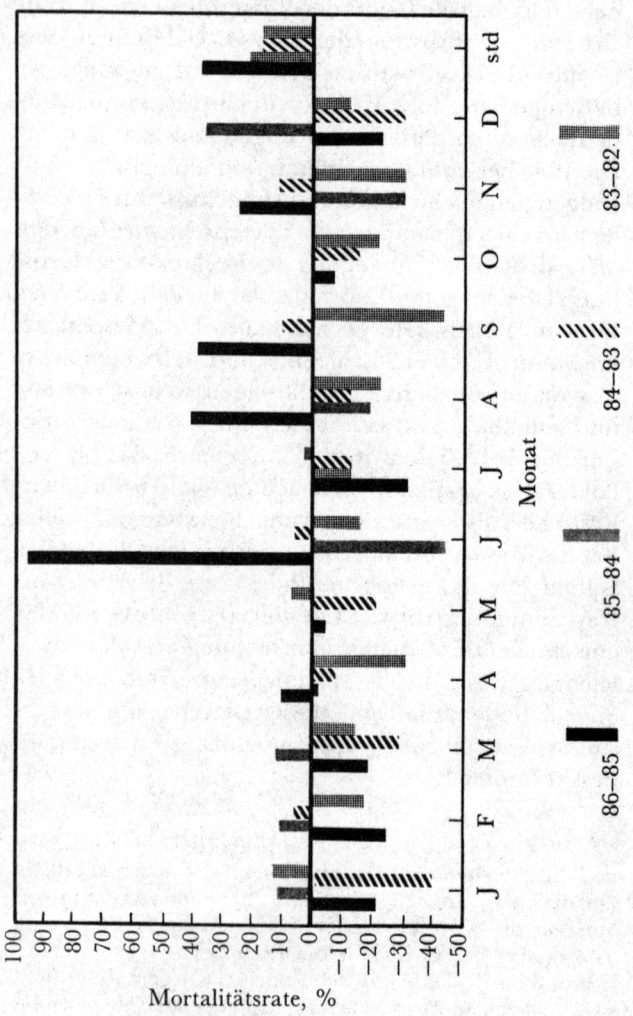

(Chemtech: I/1989)

Mitte Februar 1989 erhielt ich eine Veröffentlichung von Gould/Sternglass aus den USA. Aus dieser Arbeit geht hervor, daß die Säuglingssterblichkeit im Juni 1986 in der gesamten Bundesrepublik Deutschland gegenüber den Vorjahren deutlich erhöht war, ganz besonders aber in Baden-Württemberg, wo die Mortalitätsrate um fast einhundert Prozent (!) hinaufschnellte *(siehe nebenstehendes Schaubild)*.

Wahrscheinlich beruht auch die Annahme auf einem Irrtum, der Fallout von Tschernobyl habe bei uns nicht zu Mißbildungen geführt, denn eine Reihe von anderen Beobachtungen spricht dagegen: In Berlin wurden im Januar 1987 – acht bis neun Monate nach «Tschernobyl» – zehn Geburten von Mongoloiden (Trisomie) beobachtet, statt des langjährigen Monatsdurchschnitts von zwei Fällen (AGOF, Radioaktivität-Tschernobyl-Folgen, Bremer Hefte).

Bald nach Veröffentlichung dieser Zahlen wurde ein Zusammenhang geleugnet. Dieser Nachweis mag auch recht kompliziert sein. Wir wissen kaum etwas über die Wirkung ionisierender Strahlen während der Schwangerschaft und darüber, welche Dosen in welchem Monat welche Folgen haben. Zumindest aber sollte man ein so auffälliges Phänomen beachten.

Von Bauern erfuhr man in den Monaten nach «Tschernobyl» häufig von Geburten mißgebildeter Tiere (z.B. fehlendes Fell, fehlende, überzählige oder mißgebildete Glieder, zwei Köpfe etc.). Dringen wohl alle Nachrichten von Fehlbildungen, die in Frauen- und Kinderkliniken beobachtet werden, an die Öffentlichkeit (z.B. Blasen- statt Gehirnbildung)? Wenn diese Mißbildungen auch Einzelfälle sind, von denen man in persönlichen Mitteilungen erfährt, so ist es doch auffällig, daß vergleichbare Beobachtungen in früheren Jahren nicht gemacht wurden.

Nicht so einfach abzuwerten ist die Mitteilung über die hohe Rate von Anencephalie (angeborenes Fehlen des Gehirns) und Rachischisis (mangelhafter Verschluß des Wirbelkanals) in Bursa (Türkei), einer nach Tschernobyl hoch radioaktiv verseuchten Gegend. 1988 lagen diese schweren Mißbildungen wiederum im Normbereich, wie vor April 1986. (Lancet, 4. 11. 1989)

Auf dem langen Weg, an dessen Ende schließlich das Immunsystem zusammenbricht, können vielfältige Krankheitsbilder erscheinen. Während dieser Phasen treten mit Sicherheit entsprechende Blutbildveränderungen auf, als Ausdruck der jeweiligen biologischen Situation des Patienten. Aber diejenige Methode der Blutbildauszählung (also nicht die Computerauszählung), die wichtige Hinweise auf eine biologische Entwicklungstendenz ermöglicht, wird heute meist nur noch bei Blutkrankheiten angewendet. So kann es nicht einmal mehr den Ärzten bewußt werden, welche dramatischen Veränderungen hier in den vergangenen Jahren vor sich gegangen sind. Hätte man dagegen schon vor Jahren als Urteilsgrundlage aus der Fülle von Blutbildbeobachtungen in vielen Arztpraxen ein Netz geknüpft, wie Mehring es bereits 1972 vorschlug, so wäre AIDS nicht als plötzliches Schreckgespenst Anfang der 80er Jahre aufgetreten. Ob die Warnungen jedoch bemerkt und akzeptiert worden wären, bleibt dennoch offen. Hier sollte gezeigt werden, daß Blutbildbefunde ein Kriterium sind für die ganz offensichtlich durch Einwirkungen künstlicher Radioaktivität bedingte, langsam sich verschlechternde immunologische Abwehr des Menschen.

Seit Jahrzehnten wurden immer wieder schwere Blutbildveränderungen nach Radium- und Röntgenbestrahlungen, Fallout und Chemotherapie beobachtet (Tischendorf; Kuemmerle; Hoff). Es ist erstaunlich, daß in der heutigen AIDS-Literatur offensichtlich die seit Anfang der 50er Jahre vorliegenden Veröffentlichungen bekannter Kliniker und Hämatologen über dieses Thema nicht berücksichtigt werden.

Die Schwere der Folgen dieser Schädigungen ist abhängig vom Zustand des mehr oder weniger intakten Immunsystems. Offensichtlich hat sich infolge jahrzehntelanger Einwirkungen verschiedenartiger toxischer Substanzen, deren Wirkung durch «Tschernobyl» noch verstärkt wurde, die heutige biologische Situation erheblich verschlechtert.

Kurz vor Abschluß des Manuskripts (1989) erhielt ich einen Artikel eines amerikanischen Virologen über den Nachweis von Mutationen in menschlichen Genen (Science: 10. 2. 1989). Demnach ist es mit Hilfe einer neuen Technik gelungen, erstens ein einzelnes Genpaar zu isolieren, zweitens die mutagene Wirkung von Zytostatika und radioaktiven Kleinstdosen nachzuweisen[82] und drittens den Nachweis zu führen, welche Substanzen die Zellveränderungen bewirkt haben.

Im Zusammenhang mit der Erworbenen Immunschwäche ist es ganz besonders wesentlich, daß Zytostatika und radioaktive Kleinstdosen vor allem die im Immungeschehen wichtigen Lymphozyten (die T-4-Lymphozyten) treffen.

Blutbilder seit April 1986

Auf die Problematik der Computer-Blutbildauszählung wurde bereits im Kapitel *Beunruhigende Blutbilder* hingewiesen. Inzwischen lassen mit wenigen Ausnahmen alle Ärzte und Kliniken ihre Blutbilder auf diese Art

[82] Damit werden Voraussagen über Krebsgefährdung und mißgebildete Nachkommen möglich.

untersuchen. Trotz der anfänglichen wirtschaftlichen Vorteile stellt sich jedoch die Frage, ob diese Untersuchungsmethode letztlich volkswirtschaftlich nicht viel zu teuer ist, da sie die tatsächliche biologische Situation der Bevölkerung verschleiert und auch die Ärzte in Sicherheit wiegt. Bei der Bewertung eines Blutbildes ist es von entscheidender Bedeutung, Form, Größe, Anzahl und Qualität der Zellen zu berücksichtigen. Da der Computer zur Auszählung eines Blutbildes eine Minute benötigt, kann er während dieser Zeit weder Feinheiten registrieren noch Veränderungen, die er nicht «kennt». Aber gerade dies letztere ist entscheidend wichtig, um neu auftretende Veränderungen überhaupt bemerken zu können.

Ab Anfang Mai 1986 traten bei uns ausgeprägtere Blutbildstörungen auf als Anfang der 60er Jahre, besonders aber waren sie krasser als damals. Die Leukozyten sanken auf Werte von 2000 (selten sogar bis auf 1800) ab.[83] Es traten zusätzlich noch schwerer zu bewertende Veränderungen auf: Auch die Lymphozytenzahl war kurzfristig erheblich herabgesetzt, ohne daß klinische Befunde dies erklären konnten.[84] Dieses Phänomen ist besonders als warnender Hinweis auf ein geschwächtes Immunsystem aufzufassen.[85]

Dieses beunruhigende Symptom, das so kraß nur im Mai/Juni 1986 auftrat, hat sich inzwischen ausgeglichen.[86] Dagegen gab es eine andere Auffälligkeit, die

---

[83] Regulär zwischen 6000 und 8000 Zellen.
[84] Bei AIDS ist sie enorm niedrig, kurz vor dem Tod fast null.
[85] Erstmals wurde diese Lymphopenie bei einer großen Bevölkerungsgruppe, den Überlebenden von Hiroshima und Nagasaki, beobachtet und galt damals bereits als Maßstab für die Überlebenschance (Messerschmidt).
[86] Im September/Oktober 1989 traten diese Blutbildstörungen erneut auf. Was mag ihre Ursache sein?

auch heute noch häufig zu beobachten ist: In der Pubertät geht regulärerweise die Anzahl der Lymphozyten zurück, als Zeichen der jetzt vergangenen Kindheitsphase. Im gesamten Organismus spielen sich stets derartige Wandlungen ab, die zwar fließend ineinander übergehen, aber doch für bestimmte Altersphasen typisch sind. Wäre also das Alter eines Menschen, dessen Blutausstrich beurteilt werden soll, unbekannt, so könnte eine schlimme Fehldiagnose gestellt werden. Denn ein Ungeborenes oder ein Säugling haben weit «jugendlichere» Zellen als ein Erwachsener. Befunde, die für den einen normal sind, sind beim anderen Zeichen eines hochpathologischen Bildes. Und gerade dieser physiologische Alterungsprozeß in der Pubertät wird offensichtlich häufig nicht mehr vollzogen.

Auch bei sehr vielen Erwachsenen finden sich Zellen, die nicht den altersgemässen Zellreifungsprozeß durchgemacht haben, d.h. ihr Blut verbleibt in einem zu «jugendlichen» Stadium. Dies kann durchaus als eine Tendenz zur Prä-Leukämie angesehen werden, denn auch im ausgeprägten Krankheitsbild der Leukämie treten Zellen auf, deren Reifungsprozesse nicht dem Alter des Patienten entsprechen. Das gleiche gilt auch als Kriterium der Bösartigkeit von Karzinomen. Je häufiger derartige Zellen auftreten und je «jünger» sie sind, um so bösartiger ist der Prozeß.

Selbstverständlich bedeutet dies nicht, daß alle diejenigen, bei denen derartige Blutbildveränderungen auftreten, mit Sicherheit eine Leukämie bekommen werden. Dies hängt von vielfältigen Faktoren ab, allerdings auch davon, ob versucht wird, der Gefahr therapeutisch entgegenzuwirken.

Aber es wäre auch falsch anzunehmen, daß nach «Tschernobyl» keine Tendenz zu mehr Leukämien oder Karzinomen zu erwarten sei, denn die Beobachtungszeit ist noch zu kurz. Heute ist bekannt, daß vermehrte Leukämiefälle nach radioaktiven Schädigungen erst nach vier bis sechs Jahren auftreten, bei Karzinomen rechnet man mit ca. 15 Jahren und mehr. Seit etwa Anfang Mai 1986 sind weitere Abweichungen festzustellen, die vorher sehr selten beobachtet wurden. Diese zeigen, daß der Blutbildungsprozeß nicht mehr regulär vor sich geht. Hierzu gehören z.B. Formveränderungen der Zellen, die Begemann als Reizformen bezeichnet und die – auch heute noch – in fast jedem Blutbild auftauchen.[87] «Möglicherweise handelt es sich bei diesen Zellen um Lymphozyten, die nach Kontakt mit einem infektiösen Agens eine spontane Transformierung (Umwandlung) zeigen (z.B. bei der infektiösen Mononukleose, Lymphogranulomatose u.ä.).» (Begemann: S. 64)

Die beobachteten Blutbildveränderungen sind bedeutsam, weil sie mit hoher Wahrscheinlichkeit Ausdruck einer geschwächten Abwehrlage sind und durchaus in gewissem Sinn als Vorstadium der Erworbenen Immunschwäche angesehen werden können. Die von Begemann genannte Mononukleose gehört zu den relativ häufig auftretenden Vorkrankheiten von AIDS. Die Lymphogranulomatose mit ihren verschiedenen Varianten ist dem voll entwickelten Krankheitsbild zugehörig.

---

[87] Messerschmidt stellte erstmals Formveränderungen der Blutzellen fest, die er als charakteristisches Zeichen radioaktiver Schädigungen auffaßte. Jedoch kann hier auf die Einzelheiten nicht eingegangen werden.
Blutbilder aus industriell und/oder radioaktiv belasteten Gegenden wie z.B. Hanau scheinen diese Störungen noch deutlicher aufzuweisen.

Zwar werden seit etwa Anfang 1988 die Blutbildstörungen weniger markant, aber die «Unruhe» des Blutes als Ausdruck gestörter Blutbildung ist nach wie vor unübersehbar, denn die Abwehrkraft des Organismus ist noch weniger als früher fähig, Schäden gleich welcher Art auszugleichen. Dies zeigt sich auch klinisch an der zunehmenden Infektanfälligkeit der Bevölkerung und an den sogenannten Allergien gegen immer mehr Substanzen in und aus unserer Umwelt.[88] Die Folgen davon zeigen sich seit ca. 1–2 Jahren auch in den Blutbildern. Es treten häufig Zellen auf, die typisch für Allergien sind (Eosinophile/teils Monozyten). Nur haben die Patienten keine dem klassischen Krankheitsbild zuzuordnenden Beschwerden bzw. Befunde. In beiden Fällen zeigt der Organismus an, daß er sich gegen etwas wehrt. Die Frage bleibt offen: wogegen? Ein Chemieunfall oder Fallout kann dieses labile Gleichgewicht nach dieser oder jener Seite zum «Kippen» bringen.

Die Situation in den USA

Die Monate April/Mai 1986 konfrontierten die USA mit einer besonders hohen radioaktiven Belastung, denn der Tschernobyl-Fallout war keineswegs so unbedeutend wie zunächst angenommen. Hinzu kam auch der weitgehend unbekannt gebliebene, recht schwere Unfall, der sich am 10. April in der Nevada-Wüste, dem Atom-Testgelände der USA, ereignet hatte. Die

---

[88] Eigentlich handelt es sich bei diesen «Allergien» um Vergiftungserscheinungen; sie sind deshalb nicht mit den früher bekannten Allergien zu identifizieren, die nur wenige Menschen trafen, die gegen Primeln, Erdbeeren usw. allergisch reagierten.

radioaktiven Einflüsse dieser beiden Unfälle überlagerten sich, und so wurde der Anteil der im eigenen Land erzeugten Radioaktivität an der Gesamtbelastung der USA nie bekannt. – Es ist auch nicht ganz auszuschließen, daß ein Teil der damals bei uns gemessenen Radioaktivität in Wirklichkeit «made in USA» war.

Auch die Bundesrepublik wurde gleichzeitig mit dem Tschernobyl-Fallout durch weitere Radioaktivität (aus dem KKW Hamm-Uentrop, das später abgeschaltet wurde) zusätzlich belastet, und auch hier kann man nicht in Erfahrung bringen, wie hoch dieser eigene Beitrag zur gesamten Belastung tatsächlich war. Die öffentliche Aufmerksamkeit wurde in beiden Ländern ausschließlich auf das Großereignis in der GUS gelenkt, und so konnte die Legende von der Sicherheit der eigenen Anlagen überleben.

Wie enorm die radioaktive Belastung in den USA anstieg, zeigen folgende Zahlen, die, wie auch die nachfolgenden Angaben, dem Artikel «One deadly summer» (The Economist: 30. 1. 1988, S. 67) entnommen sind. Am 11. April 1986 betrug die Radioaktivität des Regenwassers pro Liter im Nordwesten der USA 46 pC (1,24 Bq), einen Tag danach betrug sie 6620 pC (179 Bq)! Die Werte des radioaktiven Jod-131 in der Milch betrugen nach dem Fallout um 130 pC (3,5 Bq), gegenüber dem Durchschnittswert des Jahres 1985 von 7 pC (0,19 Bq). Dieser Wert der Milch liegt allerdings noch um ein Hundert- bis Tausendfaches niedriger als die in Europa gemessenen Werte!

Für J. Gould vom Institute for Policy Studies in Washington ist es mehr als ein Zufall, daß in den USA von Mai bis August 1986 etwa 35 000 bis 40 000 mehr Menschen starben als im langjährigen Mittel. Beim Vergleich der regional gemessenen Radioaktivitätswerte der Milch mit den jeweiligen regionalen Todesraten stellte Gould fest, daß die Todesraten in den beiden Weststaaten Kalifornien und Washington um 5% höher lagen als in den gleichen Monaten des Vorjahres; zugleich lagen auch die Jod-131-Werte der Milch in diesen Staaten am höchsten. In den Staaten mit den niedrigsten Jod-131-Werten blieb die Todesrate dagegen unverändert.

Der Statistiker Gould unternahm in der Folge detailliertere Untersuchungen. Diese ergaben, daß im Jahr 1986 die Todesrate der Geburtsjahrgänge aus den 50er Jahren stärker (um 5,3%) angestiegen war als diejenige der Geburtsjahrgänge 1935–1944. Er zieht daraus den Schluß, daß das Immunsystem der zuerst genannten Gruppe durch die Einwirkungen der großen atomaren Testserien seit 1945 vorgeburtlich bzw. im Kleinkindesalter geschädigt worden sei. Dies habe diese Gruppe für die zusätzlichen radioaktiven Schädigungen des Jahres 1986 empfindlicher gemacht als die Angehörigen jener anderen, deren frühe Kindheit noch nicht von den Einwirkungen künstlicher Radioaktivität belastet worden war.

Im gleichen Artikel wird auf die Untersuchungen von Sternglass hingewiesen, aus denen folgt, daß gerade radioaktive Kleinstdosen im Zellstoffwechsel hochtoxische Substanzen entstehen lassen, die den Organismus in höchstem Maße schädigen. (Über diese außerordentlich wichtigen Zusammenhänge hat Sternglass eine Reihe von Arbeiten veröffentlicht. Vgl. Graeub. Siehe auch Kapitel *Therapeutische Versuche* und *Der Petkau-Effekt*.) Sollten diese Ergebnisse richtig sein, so folgert Gould, dann müßten sich diese Schädigungen zuallererst bei ohnehin geschwächten, also alten oder schwerkranken Menschen zeigen. Gezielte Vergleiche mit der allgemeinen Statistik ergaben, daß im Jahre 1986 7,4% mehr alte Menschen starben als in den

Vergleichsjahren 1983–1985. Im genannten Artikel erscheint auch die nachfolgende eindrucksvolle Tabelle, in der die Veränderungen der Todesraten gegenüber 1985 – aufgegliedert nach Todesursachen – dargestellt werden:

	Jan.–April 1986	Mai–Aug. 1986	Sept.–Dez. 1986
Pneumonie	– 5,7	+ 18,1	– 3,4
Alle Infektions-krankheiten	+ 2,3	+ 22,5	+ 15,7
AIDS-verwandte Infektionen	+ 11,6	+ 60,3	+ 19,8

Daß Gould in seinen Analysen zu dem Schluß kommt, die erhöhte Todesrate im Sommer 1986 sei auf die radioaktive Wolke aus Tschernobyl zurückzuführen, ist nach diesen Zahlen leicht zu verstehen.

Diese detaillierten US-amerikanischen Untersuchungen über den Fallout des Jahres 1986 stützen und ergänzen die in der Bundesrepublik, der DDR und der CSSR zwischen 1955 und 1965 durchgeführten Beobachtungen von C. E. Mehring.

Graeub berichtet, daß in den USA nach der radioaktiven Wolke aus Tschernobyl weit weniger Jungvögel zu beobachten waren als in den Jahren zuvor, und zwar jeweils in Gegenden, die durch starke Regenfälle besonders mit dem Radionuklid Jod-131 kontaminiert worden waren. Den stärksten Nachwuchsmangel zeigten diejenigen Vogelarten, die zur Zeit des Durchgangs der radioaktiven Wolke brüteten bzw. ihre Jungen mit Insekten fütterten, die sich auf und von lebender Vegetation ernähren. Graeub weist ausdrücklich darauf hin, daß die tödlichen Schädigungen der bebrüteten Eier bzw. Nestvögel von Niedrigststrahlungen (siehe Kapitel *Der Petkau-Effekt*) ausgingen, die möglicherweise auch die drastische Erhöhung der Säuglingssterblichkeit in der BRD, insbesondere in Baden-Württemberg, bedingte (siehe Kapitel *Tschernobyl – Die Situation in der BRD*; R. Graeub: «Ein stummer Sommer 1986 in den USA», in: Basler Zeitung, Nr. 252, 27. 10. 1989).

Die Situation in der GUS

Die offizielle sowjetische Bilanz der Reaktorkatastrophe von Tschernobyl (31 Tote, 300 Verletzte) mußte angesichts der seit Februar 1990 an die Weltöffentlichkeit dringenden Schreckensmeldungen fallengelassen werden. So sieht die erschütternde Wirklichkeit aus: 70% der gesamten radioaktiven Strahlung Tschernobyls sind auf Weißrußland (ca. 200 km nördlich von Tschernobyl) niedergegangen. Halb Weißrußland, eine Republik mit zehn Millionen Menschen, ist mit bis zu 140 Curie/km^2 (der Grenzwert liegt bei vier Curie) atomverseucht. Die Menschen im Südosten leben seit 1986 «wie unter einem Röntgenapparat. Ihr Land strahlt heute mit der gleichen (!) Intensität, die 1986 das Gebiet um Tschernobyl offiziell zum Katastrophengebiet werden ließ.» 2,2 Millionen Menschen sind von der «Strahlenpest» befallen, die sich als Schilddrüsen-, Lippen-, Speiseröhren- und Magenkrebs, aber auch als Lake-Tahoe-Syndrom (siehe Kapitel *Warum tritt das Lake-Tahoe-Syndrom auf?*) äußert. Bis etwa Ende 1989 starben in der Umgebung von Minsk 6000 Menschen an Schilddrüsenkrebs, «jedes vierte Kind ist inzwischen an Leukämie erkrankt, zweijährige Babies sterben an Krebs». Bei Tieren häufen sich die Mißgeburten (Schweine werden ohne Köpfe geboren, Fische sehen aus «wie Glühlampen»); Pflanzen reagieren mit übermäßigem Wachstum (siehe auch: Tredici); handtellergroße Eichenblätter sind «keine Seltenheit» (Kurier, Wien: 17. und 18. 2. 1990).

Im April 1990 wurden diese Angaben von offizieller sowjetischer Seite noch ergänzt: Auch in den ehemaligen Sowjetrepubliken Ukraine und Rußland ist die Strahlenbelastung noch immer außerordentlich hoch. Die Sterblichkeitsrate bei Neugeborenen ist «in den betroffenen Gebieten gestiegen; viele schwangere Frauen [hätten] Abtreibungen vornehmen müssen». Auch beobachte man «eine durch Radioaktivität verursachte Immunschwäche …, das sogenannte ‹Tschernobyl-Aids›».[89] (Hervorhebung vom Verf.; Süddeutsche Zeitung: 7./8. 4. 1990).

In Moskau erwägt man derzeit die Aussiedlung von 300 000 Bauern Weißrußlands. Bis diese Maßnahmen durchgeführt sind, leben diese Menschen weiter in ihren verstrahlten Häusern auf ihren verstrahlten Böden, verzehren ihre verstrahlten Karotten, Kartoffeln und Rüben, gehen weiterhin einem sicheren, qualvollen Tod entgegen, den weder die ausländischen Hilfstransporte mit «sauberen» Lebensmitteln noch die zu spät kommende Aussiedlung werden aufhalten können.

Bis zur Drucklegung ist es nicht gelungen, heutige Blutbildbefunde von Tschernobyl und Umgebung zu bekommen. Durch eine persönliche Mitteilung eines Radiologen weiß ich, daß diese Befunde auch 1993 katastrophal schlecht sind.

---

[89] Meines Wissens ist dies das erste Mal, daß offizielle Stellen einen Zusammenhang zwischen AIDS und Radioaktivität aufdecken. Es ist bedrückend zu denken, welchen Preis wir bezahlen mußten, bis sich diese Einsicht endlich einstellt.

IV. Mensch und Mikrobe

Sind wir Opfer von Bakterien und Viren?

Die vielfältige Schädigung des menschlichen Immunsystems durch eine Unsumme von Gifteinwirkungen läßt kaum noch Zweifel zu, daß die Immunschwächekrankheit AIDS auf diese Weise «erworben» wird.
Wie steht es nun aber mit den Bakterien und Viren, die doch nachweislich immungeschwächte Menschen in großer Zahl attackieren? Ist ihr Auftreten Zufall, und welches sind die Konsequenzen ihres Auftretens?
– Welche Bedeutung hat das Human Immunodeficiency Virus HIV, der vermeintliche Verursacher des Erworbenen Immunschwäche-Syndroms AIDS? Wie ist es möglich, daß plötzlich ein Kleinstlebewesen auftritt, dem eine solche Aggressivität nachgesagt wird, ja *woher* kommt dieses Virus?
Die Antworten der AIDS-Forschung und insbesondere der Virologen auf die Frage nach dem Ursprung dieses Virus sind überaus spärlich und können kaum überzeugen. M. G. Kochs These, daß das Virus durch Affenblut als potenzsteigerndes Mittel übertragen worden sei, läßt zwei Fragen offen, nämlich erstens: Bisher sind bei Affen nur Vorstadien des Virus, genannt SIV, gefunden worden – wie aber werden sie zum HIV? Und zweitens: Warum ist es trotz dieser anscheinend so engen Verwandtschaft von Affen- und menschlichem Virus nicht möglich, bei Affen durch HIV-Infektionen AIDS künstlich hervorzurufen?
Auch die Annahme, das HIV sei ein – versehentlich

143

oder absichtlich – freigesetztes Produkt der Gentech-nologen, unterstellt allen den von ihm Befallenen geradezu abenteuerliche Reiselust und außerdem eine ausgeprägte Vorliebe für bestimmte Weltgegenden: Bekanntlich trat AIDS fast gleichzeitig in einigen geo-graphisch weit voneinander entfernten amerikanischen Großstädten – San Francisco, Chicago, New York –, in Zentralafrika und in der Karibik auf. Die zuletzt ge-nannte Vermutung wäre zweifellos überzeugender, wenn das HIV und AIDS sich allmählich von einem isolierten Herd aus verbreitet hätten.

Man muß lange suchen, ehe man eine überzeugende Antwort auf die Frage nach dem Ursprung dieses an-geblich hochvirulenten Keims findet, und entdeckt sie schließlich bei einem Altmeister der Bakteriologie – bei Louis Pasteur!

Vor etwa 100 Jahren nämlich hatte Pasteur vorschnelle Urteile bei seinen Schülern mit dem Argument zu-rückgewiesen: «Nein, meine Herren, so einfach ist das nicht, wie Sie glauben. Wenn Sie meinen, Krankheiten einfach dadurch beseitigen zu können, daß Sie die dabei auftretenden Bakterien unterdrücken und abtö-ten, dann werden Sie ganz schlimme Wunder erleben: Es kann dann durchaus passieren, daß Sie es auf diese Weise mit noch viel schlimmeren Bakterien als den ursprünglichen zu tun bekommen! Lassen Sie um Himmels willen die Finger von solchen Experimen-ten! Vergessen Sie nicht, daß Mikroben *Zeichen für Krankheiten* sind und daß wir unsere wissenschaftliche Sorgfalt auf die Erforschung des Rätsels verwenden müssen, *warum* diese Mikroben bei manchen Individu-en so verheerend wirken.» (Zitiert nach Inglis 1: S. 199)

50 Jahre nach dieser dringenden Mahnung wurden die ersten «Wunderdrogen» entwickelt, die genau dasjenige bewirkten, wovor Pasteur seine Schüler so

gewarnt hatte: das gezielte Abtöten von Bakterien. 50 Jahre nach dieser Entwicklung wiederum sind wir mit einer unheilbaren Krankheit konfrontiert, die von einem höchst bösartigen Virus ausgelöst sein soll. Hatte Pasteur dieses Desaster etwa schon vorausgesehen?

Nicht minder revolutionierend als die Warnung vor dem bedenkenlosen Unterdrücken der Kleinstlebewesen aber ist eine zweite Aussage in dieser Mahnung: Mikroben seien Zeichen für Krankheiten, nicht aber ihre Ursachen, d.h., sie seien erst sekundäre Folgen und nicht primär krankheitsauslösende Faktoren. Hat nicht seit Jahrzehnten kein Medizinstudent mehr anderes gelernt, als daß Bakterien und Viren Krankheitsverursacher seien? Ist diese Auffassung heute nicht auch jedem Laien geläufig? Erfahren nicht schon unsere Kinder in der Schule, wie groß die Macht der Mikroben über uns ist? Ist etwa nicht ihre Menge ausschlaggebend dafür, ob wir krank werden? Sollte nicht deshalb die Anzahl der krankmachenden Mikroben möglichst rasch und gezielt reduziert werden?

Beim aufmerksamen Literaturstudium zeigt sich, daß nicht nur Pasteur, sondern auch andere Pioniere der Bakteriologie wie Robert Koch, Metschnikow u.a. mehr oder weniger ausgeprägt der Auffassung waren, daß die Beziehungen zwischen den Kleinstlebewesen und dem Menschen höchst komplexer Art sind und daß sie sich der heute gültigen, einfachen kausal-linearen Erklärung dieser Beziehungen nicht hätten anschließen können, ja, daß sie hiervor sogar warnten!

Auch heute vertreten zahlreiche bedeutende Forscher noch – oder soll man eher sagen: wieder? – den gleichen Standpunkt wie ihre berühmten Kollegen aus der Frühzeit der Bakteriologie.

Wie hat es nun aber dazu kommen können, daß die Auffassung eines hochkomplizierten Wechselverhältnisses zwischen Bakterien bzw. Viren und dem Menschen durch die heute gängige «Erreger»-Theorie ersetzt wurde? Der britische Forscher Brian Inglis ist dieser Frage in seinem 1981 erschienenen Buch *The Diseases of Civilisation* nachgegangen und dabei auf ein merkwürdiges historisches Faktum verwiesen worden. Es war aufgefallen, «... daß Pasteurs erste Arbeit über die Erreger-Theorie im selben Monat erschien, als Darwin den Brief veröffentlichte, in dem er erstmals die Evolutionstheorie darlegte. Durch ein zufälliges historisches Zusammentreffen wurden diese beiden Theorien gleichzeitig öffentlich bekannt und nahmen Einfluß auf medizinische Denkmuster und Verhaltensweisen; dies führte dann zu einer aggressiven Kriegführung gegen Mikroben mit dem Ziel, sie im einzelnen Menschen wie in der gesamten Bevölkerung auszumerzen.» (Inglis 2: S. 179 f.)

Bekanntlich erklärt Darwin die Evolution als «Kampf ums Dasein», in dem potentiell ein Lebewesen der Feind des anderen ist und in dem nur die angepaßten, d.h. die stärksten, überleben. Nachdem nun der junge Pasteur die Mikroben als «Feinde» des Menschen entlarvt hatte[90], war es nur logisch, daß die schnell um sich greifende darwinistische Denkweise die biologische Schwäche des Menschen gegenüber den Mikroben-«Feinden» durch sein intellektuelles Übergewicht auszugleichen versuchte. So entstanden – langsam zunächst, dann in immer atemberaubenderem Tempo – jene Zweige der modernen Pharmakologie und Bakteriologie, die es sich zum Ziel gesetzt hatten, im Kampf ums Dasein den feindlichen Mikroben stets um eine

---

[90] Später hat sich Pasteur, wie seine eingangs zitierten Worte zeigen, von dieser einseitigen Auffassung der Bakterien weitgehend distanziert.

Nasenlänge voraus zu sein. Die Tatsachen schienen dieser jungen «antimikrobiellen» Richtung lange Zeit durchaus recht zu geben: Cholera und Typhus, die gegen Ende des 19. Jahrhunderts noch Tausende von Toten gefordert hatten, schienen ihre Schrecken verloren zu haben, seitdem man die Bevölkerung durch Impfungen immunisierte. Doch hören wir hierzu wiederum Brian Inglis:

«Da die großen, tödlich verlaufenden Epidemien keine ernsthafte Bedrohung mehr darstellten, war der Glaube aufgekommen, daß diese Kampagne (die Impfungen, d. Verf.) in erster Linie hierfür verantwortlich sei; doch die Tatsachen deuteten eher darauf hin, daß die Bakteriologie tatsächlich wenig zur Senkung der Krankheits- wie auch der Sterblichkeitsrate beigetragen hatte. Der Sieg über die Infektionskrankheiten war größtenteils das Resultat einer Kampagne für gesunde Ernährung, reines Wasser und saubere Luft, die nicht auf einer wissenschaftlichen Lehrmeinung, sondern auf philosophischem Glauben beruhte, also die Tat von Reformern war, die versuchten, dem sozialen Elend der Industriellen Revolution den Boden zu entziehen.» (Inglis 2: S. 180)

Nicht die Bakteriologie, meinen Inglis und der von ihm zitierte René Dubos, sondern das gegen Ende des 19. Jahrhunderts erwachte neue Bewußtsein für Lebensqualität hatte geholfen, die jahrhundertealte Gefahr der Seuchen zu überwinden!

Dennoch: Nur wenige Wissenschaftler vertraten diese Auffassung (zu ihnen gehörte auch W. Kollath), und so konnte es kommen, daß diese vermeintlichen Erfolge der Impfkampagne nur zu noch aggressiverem Verhalten gegenüber den Mikroben ermunterten. Die Schwelle zum Zeitalter der Antibiotika wurde hoffnungsvoll, ja siegesgewiß überschritten.

Im Rückblick auf die nun hinter uns liegenden fast hundert Jahre der Verfolgung und Einkreisung des «natürlichen Feindes» Kleinstlebewesen muß Pasteurs anfangs erwähnte Warnung nachdenklich stimmen: Sollte es das Ergebnis unseres eigenen aggressiven Vorgehens gegen Krankheits-«Erreger» gewesen sein, das gleichzeitig bösartigste Mikroben hervorgebracht hat? Wer hat im ersten Begeisterungstaumel über die neuentwickelten Wundersubstanzen daran gedacht, sie könnten auch unsere Symbionten schädigen, ja abtöten? Sind wir einem «gravierenden Irrtum» (M. G. Koch) erlegen? Stehen wir etwa vor den Folgen, die Pasteur vorausgesagt hat?

Inglis karikiert den «Fortschritt» der modernen Mikrobenlehre, indem er sie vergleicht mit jenen Auffassungen, die vor der Aufklärung, also bis vor ca. 250 Jahren, verbreitet waren. Damals herrschte der Glaube, daß dämonische Mächte den Menschen erkranken ließen. Die heute vorherrschende Meinung, sagt Inglis, hat nicht mehr getan, als daß sie die «bösen Geister» des Mittelalters und der frühen Neuzeit durch «Mikroben» ersetzt habe. Es ist «immer noch die unerwünschte und aggressive Kraft – sei es böser Geist oder Mikrobe –, die den friedlichen Wirt angreift.» (Inglis 2: S. 178)

Mit diesen recht harten Worten deutet Inglis auf eine Unterlassungssünde der modernen Bakteriologie hin, die auch Pasteurs weise Mahnung außer acht gelassen hat, nämlich den Ursachen der Anfälligkeit für Mikroben nachzuforschen. In den Augen der heutigen medizinischen Forschung erscheint – auch bei der Klärung des AIDS-Problems – der Mensch stets als das unschuldige Opfer «böswilliger» Viren- und Bakterienattacken. Dabei ist es mit Sicherheit ein «gravierender Irrtum», daß in der Auseinandersetzung zwischen

Mensch und «Erregern» die menschliche Reaktion außer acht gelassen wird. Denn nur so konnte ja die einseitige Auffassung entstehen, daß *sie* die Hauptakteure in diesen komplizierten Prozessen seien.

In dieser Hinsicht hat Inglis zweifellos recht. Darf er darum aber gleich so weit gehen, die hochentwickelte medizinische Ursachenforschung des 20. Jahrhunderts mit der früherer Zeitalter gleichzusetzen? Hat die Wissenschaft tatsächlich nur «dämonische Geister» durch «Mikroben», d.h. ein X durch ein Y ersetzt?

Ein nochmaliger Rückblick auf die Anfänge der Bakteriologie wird zeigen, ob dieser Vorwurf berechtigt ist. In der zweiten Hälfte des 19. Jahrhunderts fanden Pasteur, Robert Koch und andere heraus, daß Bakterien als fakultative Erreger von Seuchen (z.B. Cholera, Typhus) wirkten. Diese Entdeckungen erschütterten die damalige Öffentlichkeit in höchstem Maße; offensichtlich also spielten bestimmte, jeweils spezifische Erreger bei den verschiedenen Krankheiten eine Rolle! Robert Kochs Tierexperimente, in denen er den Versuchstieren die entsprechenden Krankheitserreger zuführte und diese dann mit gleicher Intensität die gleiche Krankheit ausbildeten wie die Menschen, von denen die Keime stammten, wirkten wie eine letzte, endgültige Bestätigung dieser neuen wissenschaftlichen Erkenntnis.

Dann aber wurden kerngesunde Menschen als Träger «krankheitserregender» Bakterien entdeckt! Dies veranlaßte eine ganze Reihe von Forschern, darunter gerade auch die bedeutendsten wie Koch und Pasteur, ihre bisherige Auffassung zu revidieren und nunmehr den Standpunkt zu vertreten, daß das den Bakterien dargebotene Milieu, d.h. letztlich die gesundheitliche Verfassung des «Wirts», Voraussetzung dafür sein müsse, ob der «Wirt» erkrankt oder nicht.

Der Arzt und Hygieniker Pettenkofer, ein tatkräftiger und energischer Mensch, war ein entschiedener Vertreter dieser Auffassung. Er beschloß, den Nachweis für die Berechtigung dieser These in einem äußerst gewagten Versuch zu erbringen: Von Robert Koch ließ er sich – es war im Jahre 1892[91] – einen hochinfektiösen Stamm Choleravibrionen (Cholera-Erreger) schicken, die von einem tödlich verlaufenen Cholerafall stammten. Und diese Bakterien schluckte er! Die Reaktion des gesunden Pettenkofer war nichts mehr als ein flüchtiger, einige Tage währender Durchfall. Die wissenschaftliche Neugier, die neue Theorie an der Praxis des Selbstversuchs zu prüfen, muß in jenen Tagen wohl recht groß gewesen sein, denn noch eine Reihe anderer Forscher – unter ihnen der spätere Nobelpreisträger Metschnikow – wiederholte Pettenkofers Experiment. Das Ergebnis war jedesmal das gleiche.[92]

Wie stand es aber nun mit Robert Kochs Tierexperimenten? Waren diese Tiere denn nicht erkrankt?

Auf den ersten Blick könnten diese widersprüchlichen Ergebnisse wie ein unauflösbares Rätsel erscheinen: Denn weder war zu bezweifeln, daß Pettenkofer hochtoxische Vibrionen geschluckt hatte, noch, daß Robert Kochs Tierexperimente stimmten. Des Rätsels Lösung

---

[91] Damals wütete eine schwere Cholera-Epidemie in Hamburg, die Tausende von Toten forderte.

[92] Die Tatsache, daß Pettenkofers Experiment gelang, wird heute vielfach damit erklärt, daß Pettenkofer eine an Cholera erkrankte Schwester und somit Gelegenheit zur Ausbildung von Antikörpern gehabt habe. Obwohl auch alle Imitatoren dieses Versuches, die in den verschiedensten Gegenden Deutschlands lebten, einen solch lebensrettenden Cholerafall in ihrer Umgebung hatten? Und warum haben sie alle sich nicht einfach «angesteckt»?

war: Robert Kochs Labortiere waren aus dem Naturzusammenhang, aus ihrem natürlichen Milieu herausgelöste, zweifellos nicht artgerecht gehaltene und ernährte «Kunstlebewesen zum experimentellen Gebrauch», wie Inglis sagt (Inglis 2: S. 179). Pettenkofer und seine Kollegen aber waren kräftige, gesunde Menschen. Gewiß hatte auch die seelisch aktive Einstellung dieser «Versuchspersonen» ihren Teil daran, daß die üblen Cholera-Vibrionen ihnen nichts antun konnten. Jeder kennt ja die Krankheitsanfälligkeit ängstlicher – auch körperlich kräftiger – Menschen bei harmlosen Epidemien, ja selbst nur bei grassierenden Erkältungskrankheiten!

Es gibt wohl kaum andere derart überzeugende und wissenschaftlich belegte Experimente für die Bestätigung der Milieu- gegen die Bakterientheorie wie die mutigen Versuche Pettenkofers, Metschnikows und ihrer Kollegen. Dennoch sei hier noch ein zwar unbekannt gebliebener und auch unfreiwilliger Selbstversuch aus diesem Jahrhundert erwähnt, für dessen Richtigkeit ich mich verbürgen kann. Bei der Sektion eines an florider Lues und Miliartuberkulose (beides hochinfektiöse Krankheiten) Verstorbenen zerriß der Handschuh des Sezierenden, so daß eine frische, tiefe Rißwunde an seiner Hand völlig ungeschützt war. Dennoch passierte nichts anderes, als daß nach einigen Wochen an dieser Stelle ein kleines Tuberkuloid entstand, das nach kürzester Zeit abheilte. Auch alle auf Lues durchgeführten Tests blieben negativ, und es traten nie irgendwelche auf beide Krankheiten hinweisende Symptome auf.

Dieser etwa 40 Jahre zurückliegende Fall zeigt, daß es auch in unserem Jahrhundert – vielleicht auch heute noch – Naturen gibt, die kräftig genug sind, solchen bakteriellen Attacken zu widerstehen. Ob allerdings heute noch viele so kräftige Pettenkofers und Metschnikows leben wie im vorigen Jahrhundert, muß sehr in Frage gestellt werden!

Dieser kleine medizinhistorische Exkurs hat gezeigt, daß Inglis' Vorwurf, die moderne Bakteriologie sei im Grunde nicht über den mittelalterlichen Dämonenglauben hinausgewachsen und der Mensch werde noch immer als wehrloses Opfer von Mikroben angesehen, nur teilweise berechtigt ist. Denn es besteht überhaupt kein Zweifel, daß die Bakteriologie und Virologie eminent wichtige Ergebnisse aufzuweisen haben, die dem heutigen Arzt eine Fülle von Detailwissen über die einzelnen spezifischen «Erreger» gebracht haben. *Diese* wissenschaftlichen Leistungen haben allerdings nichts mehr mit einem nebulösen Dämonenglauben zu tun! Schwieriger wird es, die gegenwärtige Bakteriologie und Virologie gegen den zweiten Teil von Inglis' Vorwürfen zu verteidigen: Das heute weitgehend beobachtete Hintansetzen der biologischen Gesamtsituation des Wirtsorganismus läßt diesen fraglos als Opfer, wenn auch bekannter, aber darum nicht minder aggressiver «Erreger» erscheinen.

Die so harmlosen Folgen der erwähnten, teils beabsichtigten, teils unbeabsichtigten «Selbstversuche» bedeuten natürlich nicht, daß toxische Keime, wenn sie den Menschen in Massen überfluten, nicht doch Krankheiten auslösen können. Dabei sind mehrere wichtige Faktoren zu berücksichtigen: die Menge eines einwirkenden Agens, die Einwirkungsdauer und der Zustand des Betroffenen. Angenommen, ein gesunder Mensch würde gezwungen, innerhalb weniger Minuten zehn Liter sauberes, gesundes Wasser zu trinken, dann würde er tot umfallen. Die Dosis – selbst dieser als absolut unschädlich geltenden Substanz – wäre einfach zu hoch und die Dauer der Einnahme zu kurz. (Bei dieser

Überforderung des Organismus spielt der Zustand des Menschen zwar auch eine Rolle, ist aber zur Klarlegung dessen, was hier gemeint ist, von untergeordneter Bedeutung.)

Bei den großen Seuchen, den «Heimsuchungen» der Menschheit in früheren Jahrhunderten, spielte dagegen gewiß der Zustand des einzelnen eine entscheidende Rolle. Die Stärkeren erkrankten trotz Überflutung mit Mikroben entweder gar nicht oder später, d.h., sie hielten eine lange Zeit hohe toxische Dosen aus. Die Schwachen erkrankten dagegen nach kurzer Zeit bei einer relativ geringen Dosis krankmachender Einflüsse. Zu diesen damaligen «Risikogruppen», die zuerst erkrankten, gehörten die jeweils Schwächsten, und meist waren es gleichzeitig die Ärmsten.

Die bisherigen Überlegungen haben gezeigt, wie wichtig Pasteurs Hinweis auf die menschliche Reaktionslage war, und sie haben ebenfalls erkennen lassen, daß die gesundheitliche Gesamtsituation tatsächlich eine wesentliche Rolle spielt bei der Frage, ob toxische Keime zu Erkrankungen führen oder nicht. Pasteurs wichtigstes Vermächtnis an seine Schüler ging jedoch noch über diese Einsicht hinaus: Sie sollten sich nämlich auf die Frage konzentrieren, *warum* verschiedene Individuen unterschiedlich auf toxische Keime reagieren. Diese Aufforderung lenkt den Blick zunächst auf die menschlichen Abwehrkräfte und von diesen rasch auf die Frage nach dem Wesen von Gesundheit und Krankheit überhaupt. Die folgenden Überlegungen mögen als Versuch verstanden werden, Pasteurs Anregungen zu folgen.

Bereits in dem im Kapitel *Ernährungsschäden* vorgestellten japanischen Film wurde sichtbar, daß die Symbionten pathologische Bakterien überwältigen, verdauen bzw. fressen. Haben dagegen die pathologischen

«Erreger» die Übermacht, dann fressen diese die Symbionten. Diese im Verdauungssystem ablaufenden Prozesse sind vergleichbar mit denjenigen, wie sie sich auch beim Eindringen von Fremdsubstanzen in den Körpergeweben abspielen. Hier werden die Aufgaben der Symbionten von den sogenannten Freßzellen, den Makrophagen, übernommen, die versuchen, fremde, krankhafte Keime zu überwältigen. Diese mikroskopisch kleinen Zellen wurden bereits Ende des 19. Jahrhunderts von Metschnikow beobachtet, der bald darauf entdeckte, daß die biologische Abwehrkraft an der Aktivität der Leukozyten und Makrophagen erkennbar wird, die «sich sogleich an die Arbeit machen, sobald Mikroben oder andere schädliche Stoffe möglicherweise in den Körper eingedrungen sind.» (Inglis 1: S. 200)

Wie durch ein Fenster machen Metschnikows Ausführungen einen Teil der Abwehrtätigkeit unseres Immunsystems sichtbar, dessen Aktivität darauf zielt, Fremdes im Organismus nicht wirksam werden zu lassen.

In diesen komplizierten Abläufen begegnen sich – vereinfacht ausgedrückt – einerseits der Mensch als ganzer, mit seinen allgemeinen und individuellen Verflechtungen, seinem geistig-seelischem Habitus und seiner jeweiligen biologischen Situation, und andererseits die verschiedenen pathologischen Mikroben, die in einer bestimmten Zeit und Menge auf den Menschen einwirken.

Um zu einem Verständnis der Reaktionsveränderungen des menschlichen Organismus hinzuführen, möchte ich einen bildhaften Vergleich benutzen. Im Bereich des Lebendigen haben wir es stets mit Gleichgewichtsvorgängen zu tun oder – bildhaft ausgedrückt – mit einem um seine Mittelachse schwingenden Pendel. Weichen die Ausschläge dieses Pendels nur geringfügig von seiner Mittelachse ab, dann bedeutet diese Situation Gesundheit; und je weiter und länger sich das Pendel von der Mittellage entfernt, desto kränker ist der Mensch. Manche «gewichtigen» Pendel sind nur schwer aus ihrer feinen Schwingung herauszubringen, andere, «leichte» Pendel dagegen schlagen schon bei den nichtigsten Anlässen heftig aus. Hier haben wir im Bild die jeweilige individuelle Reaktionslage des Organismus mit der jeweiligen Reaktionsfähigkeit seines Immunsystems vor uns.

Grundsätzlich ist zu betonen, daß dieses Pendel nie gänzlich in Ruhe ist, denn schon durch die tägliche Nahrungsaufnahme, die ja stets eine Auseinandersetzung mit körperfremden Substanzen ist, gerät es in leise Schwingungen, die vom Menschen nicht bewußt wahrgenommen werden. Aber wenn der Mensch einen «Kater» hat, als Folge zu üppigen Essens plus Alkohol, dann ist sogar sein an sich schwer bewegliches Pendel zu heftigen Ausschlägen gezwungen worden. Diese nimmt er dann sehr wohl körperlich und auch seelisch wahr! Doch derartige Pendelausschläge sind nicht ernstzunehmen – sie werden rasch wieder ausgeglichen.

Die bildhafte Vorstellung des Pendels könnte fast wie eine Spielerei erscheinen. Sie ist jedoch durchaus brauchbar zum Verständnis der Krankheitsdisposition eines Menschen.

Seit langem kennt die Medizin die von dem Psychiater Kretschmer aufgewiesenen Parallelen zwischen den verschiedenen Konstitutionstypen und den psychischen Erkrankungen, zu denen bestimmte Typen am ehesten neigen. Die Erfahrung zeigt, daß solche Parallelen auch in der somatischen Medizin gezogen werden können. Manche Menschen neigen eher zu entzündlichen, fieberhaften, akuten Krankheiten, andere dagegen zu degenerativen, fieberarmen und schleichenden. Zur ersten Gruppe sind alle fieberhaften Drüsenerkrankungen, Bronchitiden und Tuberkulosen zu rechnen. Zur zweiten die degenerativ sich abspielenden Prozesse z.B. der Bandscheibenschädigungen und Arthrosen bis zu den Karzinomen.[93] Auch die sogenannte Grippe und Infekte mit kaum erhöhten Temperaturen gehören zu dieser zweiten Gruppe. Das heißt, daß die Abweichungen aus der fein schwingenden Mittellage «Gesundheit» stets zwei polar entgegengesetzte Tendenzen erkennen lassen.

Selbstverständlich ist damit nicht gemeint, daß keine Übergänge zwischen diesen polar entgegengesetzten Krankheitstendenzen bestünden: Auch der fieberarm reagierende Patient kann gelegentlich – allerdings schwach fieberhafte – Entzündlichkeiten aufweisen.

Wie soll man sich nun die Pendelausschläge bei AIDS vorstellen? Das Verwirrende dieser neuen Krankheit liegt ja darin, daß das Pendel nach beiden Seiten ausschlägt. Beide Prozesse treten bei *einem* Menschen *gleichzeitig* auf. So werden z.B. bei fiebernden AIDS-Kranken Anzeichen für degenerative Prozesse – d.h. bösartige Tumoren – beobachtet. Denn die weißen Blutzellen – besonders die für die Abwehrstärke entscheidenden Lymphozyten – vermindern sich extrem, statt wie erwartet anzusteigen. Leider muß hier auf eine weitergehende Darstellung der beiden Reaktionsarten – der entzündlichen und der degenerativen verzichtet werden. Eine solche zwangsläufig vereinfachende Beschreibung verbietet sich schon deshalb, weil

[93] Gegen diese Darstellung ließe sich z.B. einwenden, daß auch Karzinom-Kranke kurz vor dem Tod hohes Fieber entwickeln können. Das spricht jedoch nicht gegen die insgesamt zu geringe Fiebertendenz während des ganzen Lebens.

hier vielfach fließende Übergänge beobachtet werden. Nochmals ist zu betonten, daß die für die Abwehr so wichtigen sogenannten T-4-Lymphozyten im Endstadium von AIDS fast auf Null absinken, bei gleichzeitig hohen Körpertemperaturen. Ein ganz ungewöhnliches Phänomen!

Hieran wird erkennbar, wie das regulative Prinzip, d.h. das «Pendel», in seiner Wirksamkeit zunehmend eingeschränkt wird, bis es schließlich gänzlich versagt. Dies gilt zwar grundsätzlich für jeden Menschen unmittelbar vor dem Tod, bei AIDS aber tritt diese Paradoxie bereits im Frühstadium auf, als warnendes Symptom einer tödlichen Gefahr.

Die Erkenntnis, daß bei der Erworbenen Immunschwäche die zwischen den beiden Polen – dem entzündlichen und dem degenerativen – ausgleichende Funktionseinheit, d.h. das Immunsystem selbst, getroffen wird, macht nunmehr auch verständlich, warum bei dieser Krankheit alle Körperfunktionen zunehmend zusammenbrechen. Blut- und Stoffwechselsystem, Gehirn bzw. Nervensystem – sie alle sind betroffen. Ganz besonders die Lymphozyten-Helfer-Zellen, die Makrophagen und der Darm mit seinen Symbionten gehören dazu, denn das den Menschen völlig durchdringende Immunsystem ist ja mit allen Organen in verschiedener Art und Intensität verknüpft. Weil dieses für den Menschen so entscheidend wichtige System selbst tödlich getroffen ist, fallen auch seine «Helfer» aus und vermögen äußeren Einflüssen nichts mehr entgegenzusetzen.

Die Andeutungen zu diesem Thema zeigen, wie lohnend es ist, Pasteurs Aufforderung Folge zu leisten und der Frage nachzugehen, warum und unter welchen Umständen Mikroorganismen krankmachend wirken können. Doch genügt es, allein diese Frage zu

beantworten und sich mit der Antwort zufriedenzuge-
ben? Enthält die Antwort nicht schon wieder eine
weitere Frage, nämlich diejenige nach einer sinnvollen Prophylaxe?

Pasteurs Warnung folgend, kann die Vorbeugung kaum
auf der Seite der «Erreger» einsetzen (das heißt nicht,
daß man nicht bedacht sein sollte, eine Überflutung
des Organismus mit Pathogenen zu vermeiden), sondern es gilt eher, den menschlichen Organismus mit
seinem Immunsystem vor Schwächungen und Schädigungen zu bewahren.

Schon im vorigen Jahrhundert, als Konstitutionen wie
diejenigen von Pettenkofer und Metschnikow noch
keine Seltenheit und zudem die äußeren Belastungen
der Bevölkerung noch ungleich geringer waren als
heute, war es nicht leicht, entsprechende Forderungen durchzusetzen. Noch Mitte des 19. Jahrhunderts,
1854, forderten einsichtige Ärzte bei einer Cholera-
epidemie im Londoner Armenviertel Soho, daß sofort
alle Brunnen gereinigt und ausschließlich sauberes
Wasser zur Verfügung gestellt werden sollte. Die Behörden lehnten dieses «Ansinnen» aus Kostengrün-
den ab! Erst nach vielen langen Auseinandersetzungen, wohl auch unter dem Druck täglich neuer
Todesfälle und aus der Furcht, die Epidemie könne
sich über die Grenzen der Armen-«Ghettos» ausbrei-
ten, wurden neue Brunnen eingerichtet. Darauf sank
die Zahl der Erkrankungen rasch und eindrucksvoll
ab (Inglis 1: S. 216).

Auch Pettenkofer hatte Ende des 19. Jahrhunderts in
München ähnliche Schwierigkeiten. Dort grassierte
eine Typhusepidemie, und erst, als er endlich durch-
gesetzt hatte, daß sauberes Wasser geliefert wurde –
das es damals ja noch gab! –, sank auch dort die Sterb-
lichkeit der Typhuskranken um ein Viertel. (Petten-

kofer verlangte saubereres Wasser nicht, weil es keim-
frei sein sollte – «Erreger» interessierten ihn ja nicht –,
sondern weil es besser schmeckte [Inglis 1: S. 201].)
Wenn es schon im vorigen Jahrhundert nicht leicht
war, derartige Forderungen durchzusetzen, wieviel ge-
ringfügiger waren diese Schwierigkeiten dann aber
doch im Vergleich zu denjenigen, denen Einsichtige
sich heute gegenübergestellt sehen, und wieviel kost-
spieliger wären die heute Milliarden verschlingenden
«Brunnen»-Sanierungen! Daher ist es nur allzu verständlich, daß heute die von allen Seiten drängenden
Probleme ignoriert, verdrängt, vertuscht, verniedlicht
und beschönigt werden.
Und selbst wenn es gelänge, die geradezu utopische
Forderung nach Ausschaltung *aller* schädigenden Einflüsse durchzusetzen, wäre keineswegs eine soforti-
ge Wirkung zu erwarten. Die allgemeine Konstitu-
tionsverschlechterung der Urenkel Pettenkofers und
Metschnikows würde sich nicht nur jetzt, sondern auch
noch in den nachfolgenden Generationen auswirken.
Heute sind viele sogenannte «Gesunde» in einem Zustand, wie es noch vor einem halben Jahrhundert nur
Rekonvaleszenten waren.[94] Ihre «Pendel» sind außerordentlich leicht aus der feinen Schwingung um die
Mittelachse zu bringen. Dies zeigt sich an den vielen
sogenannten Allergien, z.B. daran, daß Menschen auf
Putzmittel, neugestrichene Zimmer und neue Möbel

[94] Dies gilt trotz mancher erstaunlicher Statistiken, die be-
sagen, daß der Gesundheitszustand unserer Bevölkerung noch
nie so gut gewesen sei. Ist die Langlebigkeit eines großen Teils
der Bevölkerung, auf die immer wieder hingewiesen wird, so
erstrebenswert, wenn sie durch Kränklichkeit und frühzeitige
Sklerose erkauft wird? Eine zum Schwachsinn führende Alters-
erkrankung (Alzheimer) z.B. hat in den letzten Jahren um
80% zugenommen!

mit Hautausschlägen oder Asthma reagieren.[95] Diese Liste ließe sich beliebig verlängern – sie dürfte jedoch inzwischen allgemein bekannt sein. Natürlich gehört hierher z.B. auch das wochenlange Hinschleppen von banalen «Infekten». Dies alles ist nur Ausdruck der geschwächten Immunität, die mit den äußeren Schädigungen einfach nicht mehr fertig werden kann.

Alle diese in ihrer Abwehrkraft so sehr geschwächten Menschen wären gewiß nicht fähig, die erwähnten absichtlichen bzw. unabsichtlichen «Prüfungen» ihres Immunsystems zu bestehen. Da weder die Tatsachen noch die Wirkungen der allmählichen, über nunmehr zwei Generationen andauernden Intoxikationen bedacht werden, entsteht heute der Schein, als wären Mikroben die eigentlichen Aggressoren. Ist es nicht vielmehr so, daß wir durch unsere eigene moderne Zivilisation den Menschen aus seinem Naturzusammenhang herauslösen und das gegenwärtige Desaster selbst verursacht haben? Sind wir dadurch letztlich nicht alle den Labortieren Robert Kochs vergleichbar geworden?

Sind AIDS-Patienten wirklich als wehrlose Opfer eines heimtückischen Virus zu betrachten? – Als Folge des zerstörerischen Eingriffs in den Naturkreislauf erkranken Luft, Wasser und Erde, Pflanze und Tier auf ihre jeweils spezifische Weise; und auch der Mensch, der diese schädigenden Einflüsse verursacht hat, reagiert auf diese Situation in spezifisch menschlicher Weise. Er wird je nach seiner individuellen Konstitution und Disposition von den verschiedensten Schäden und Schadensintensitäten getroffen und kann schließlich

[95] Heute leben in Deutschland ca. 20 Mio. «Allergiker», d.h. ein gutes Drittel der Bevölkerung leidet an solchen Unverträglichkeitsreaktionen (siehe auch Kapitel *Ernährungsschäden*).

an einer Erworbenen Immunschwäche erkranken. Das aber bedeutet, daß die Erworbene Immunschwäche Folge dessen ist, was der Mensch selbst verursacht hat.

Bakteriologen und Virologen werden in jüngster Zeit einem rätselhaften Phänomen gegenübergestellt: Bisher als relativ harmlos bekannte Mikroorganismen sind plötzlich zu höchst gefährlichen Erregern geworden oder bilden, wie besonders das HIV, zahllose Varianten aus. Unverständlicherweise wird in der mir vorliegenden Literatur weder danach gefragt, warum vorher harmlose Mikroben derartig bösartig werden, noch, warum das HIV fähig ist, sich chamäleonartig zu verändern. (Vergl. Gould: Tödliche Täuschung Radioaktivität; Duesberg 4)

Alle Kleinstlebewesen, Bakterien und Viren, sind ja in den Naturkreislauf eingebunden und unterliegen den verschiedensten toxischen Einwirkungen ihrer jeweiligen eigenen Umwelt. Alle Naturreiche reagieren auf diese schleichenden Vergiftungen mit einer krankhaften Veränderung ihres biologischen Gefüges. Sollte etwa auch die Variationsbreite des HIV Folge der Summation und Kombination einer unermeßlichen Fülle von Giftwirkungen sein? Wenn Bakterien, die früher überwindbar waren, heute aggressiv erscheinen bzw. es tatsächlich sind, dann zeigt sich darin eine Veränderung des «Wirts» und seines «Bodens» sowie der Mikroben selbst![96] Beide gehören ja dem kranken

---

[96] Bald nach Beginn der «Wunderdrogen»-Ära traten früher kaum vorhandene pathologische Bakterien in den Vordergrund – sie hatten die regulären Symbionten verdrängt (Kuemmerle). Haben wir heute eine Steigerung der damaligen Situation vor uns, weil die früher nur vermehrt aufgetretenen pathologischen Bakterien heute aggressiv geworden sind?

Naturkreislauf an. Wird, wenn heute Viren und Bakterien als alleinige krankheitsauslösende Faktoren angesehen werden, nicht wieder Ursache und Wirkung verwechselt? Das vergiftete Milieu, das ihnen dargeboten wurde, hat sie «erkranken» lassen. Ist es dann wirklich den vergifteten Bakterien anzulasten, wenn ihre toxischen Ausscheidungen das vergiftete pflanzliche, tierische und menschliche «Milieu» noch zusätzlich belasten? Wenn diese Vielfalt der vergifteten Mikroorganismen höhere Lebewesen befällt, wen kann es da noch wundern, daß praktisch alle Krankheiten einen schwereren Verlauf haben und daß schließlich eine «Infektionskrankheit» AIDS auftritt!

Als Folge dieser eben skizzierten gegenseitigen Einwirkungen zeigt sich, daß viele Wege zu AIDS führen können.[97] Zu diesen «Wegen» gehören das im folgenden nochmals betrachtete Kaposi-Sarkom sowie die Lake-Tahoe-Krankheit (das chronische Müdigkeits-Syndrom) wie auch alle früher leicht überwindbaren Infekte und Krankheiten, die ihren Charakter seit Jahrzehnten verändert haben und sehr viel schwerer heilbar sind. Zu den ganz neuen Krankheiten, die mehr oder weniger schwer zu behandeln sind, gehören selbstverständlich die iatrogenen Krankheiten!

Häufig wird auch das Immunmangel-Syndrom AIDS, das den endgültigen Zusammenbruch der Immunabwehr markiert, als neue, bisher völlig unbekannte Krankheit bezeichnet. Das würde bedeuten, daß diese Krankheit ein fest umrissenes Bild mit gänzlich neuen klinischen Symptomen und Laborbefunden aufwiese. Dagegen sind die einzelnen Befunde dieses Krank-

[97] Diese «Wege» sind also abhängig von Disposition und Konstitution der Geschädigten wie auch von Art und Ausmaß der Schädigung.

heitsbildes schon seit Jahrzehnten bekannt. Neu ist lediglich das gleichzeitige Auftreten aller dieser Symptome bei einem einzigen Patienten. Es muß nochmals betont werden, daß es nahegelegen hätte nachzuforschen, bei welchen schon bekannten Krankheiten und Schäden die gleichen klinischen und Laborbefunde in der Vergangenheit bereits auftraten. Unweigerlich wäre man dann auf die Rolle der Chemiegifte und der künstlichen Radioaktivität bei diesen Prozessen verwiesen worden. Allein vom bisher größten «Massenversuch» – Hiroshima und Nagasaki – liegen ja heute viele Beobachtungen vor.

Längst ist der Irrtum eingesehen worden, die Angehörigen der Risikogruppen seien als einzige von der Erworbenen Immunschwäche «befallen». Ist es deshalb aber richtig, sich mit diesen Gruppen überhaupt nicht mehr zu beschäftigen? Müßte nicht die Tatsache, daß gerade Gays und Drogenabhängige (auch die Bewohner von Belle Glade gehören durchaus zu diesen gefährdeten Gruppen) als erste der neuen «Seuche» zum Opfer fielen, Anlaß zur Frage nach den jeweils spezifischen Schädigungen sein, denen die Angehörigen dieser Gruppen ausgesetzt waren bzw. sind? Die nochmalige Beschäftigung mit den Risikogruppen sowie mit den weiteren Rätseln, die die Krankheit bisher aufgab, wird zeigen, wie wichtig es wäre, Antworten auf diese Fragen zu suchen.

V. «Rätselhafte» Phänomene und Besonderheiten von AIDS – anders gesehen

Warum waren Homosexuelle, Drogenabhängige und Bluter die ersten Opfer?

Homosexuelle

Es ist nicht erstaunlich, daß AIDS zuerst bei Homosexuellen und innerhalb dieser Gruppe wiederum bei den sogenannten «Gays» auftrat, einem offensichtlich hypersexuellen Typus, der sich schon aufgrund seines Lebensstils biologisch außerordentlich stark verausgabte (Shilts). Häufig haben sie auch Geschlechtskrankheiten durchgemacht, die heute stets mit Antibiotika behandelt werden.[98] M. G. Koch berichtet, Homosexuelle mit «multiplen Geschlechtskrankheiten» und «anderen Noxen (Schädigungen; d. Verf.) ... scheinen» schlechtere Prognosen zu haben (Koch: S. 17). Gehen diese «schlechteren Prognosen» etwa auf die große Menge Chemotherapeutika zurück, mit denen die vielen Krankheiten behandelt worden waren? Alles dies weist darauf hin, daß die Immunreaktion dieser Männer geschwächt war.

Dazu lebten die Gays vor allem in San Francisco, New York und Chicago, die eine Spitzenstellung unter den belasteten Großstädten der USA einnahmen.

---

[98] Diese mit grossem publizistischem Aufwand angeprangerte Gruppe dürfte laut CDC-Definition gar nicht als AIDS-krank bezeichnet werden, weil Antibiotika Immunsuppressiva sind.

Schon in der zweiten Hälfte der 50er Jahre, noch mehr aber in den Jahren 1962 und 1963 stiegen nach H-Bombentests die Strontium-90-Werte an, «ganz besonders in der Nahrung der Städte New York, Chicago und San Francisco». Dies schädigte das sich erst entwickelnde bzw. stabilisierende Immunsystem dieser Männer bereits vorgeburtlich oder im Kleinkindalter. Etwa 18 bis 19 Jahre nach jenem Fallout-Maximum, d.h. in den Jahren 1980–82, wurden dann die gehäuften AIDS-Fälle bei Homosexuellen beobachtet. Zu dieser Zeit war die große Gruppe der immunitätsgeschädigten Kinder geschlechtsreif und sexuell aktiv geworden (Sternglass/Scheer). Genau jener Zeitraum von 18/19 Jahren wird heute als maximale «Inkubationszeit» von AIDS angenommen!

Die Auswirkungen dieser radioaktiven Belastungen werden auch an anderen Untersuchungen von Sternglass[99] erkennbar: Er registriert zwischen 1945 und 1957 in den USA gegenüber dem Vergleichszeitraum 1935 bis 1945 einen erheblichen Anstieg der Krankheits- und Todesrate, der deutlich an radioaktive Tests gekoppelt ist.[100]

Heute sind ca. 70% aller AIDS-Kranken Homosexuelle

---

[99] Von dem Radiologen Sternglass, einem gebürtigen Deutschen, sind bereits seit 1967 zahlreiche Veröffentlichungen über Strahlenschäden von Kleinstdosen erschienen. Die Liste der Ehrungen und Preise für seine Pioniertaten und der hohen Positionen, die er einnahm, füllen eine ganze Seite. Heute ist er emeritierter Professor in Pittsburgh.

[100] In diesem Zeitraum fanden Tests in den USA (Nevada-Wüste) statt, und auch China, Frankreich und die Sowjetunion führten Atombombentests durch. Dagegen zeigte sich nach dem ersten Teststopp (1958–1961) eine deutliche Verbesserung der Morbiditäts- und Mortalitätsraten. Erst als zu Beginn der 70er Jahre immer mehr Atomreaktoren den Betrieb aufnahmen, stiegen diese Zahlen wieder an.

– diese Zahl mag regional etwas schwanken, jedoch ist die prozentuale Beteiligung der homosexuellen AIDS-Kranken überall recht hoch.

Es ist schon ein sehr übler Fehler, auch die kultivierten Homosexuellen aus – vielleicht unbewußten – Vorurteilen heraus zu dieser Gruppe der für AIDS-disponierten Gays zu rechnen; ganz zu schweigen davon, daß dadurch Aversionen gegen eine bestimmte Menschengruppe aufgefrischt werden, die auch heute noch längst nicht überwunden sind – trotz der Einsicht der Wissenschaftler! Dieser «gravierende Irrtum» (M. G. Koch) hätte nicht passieren dürfen!

Wer hat nachgeforscht, welche Art der Homosexuellen betroffen ist? Neben den Gays ist hier z.B. an jene von Ort zu Ort Gehetzten zu denken – welchen Beruf sie auch immer ausüben mögen –, deren ungeregelter Lebensstil ihre Gesundheit untergräbt. Spielen bei ihnen vielleicht chemisch-toxische zivilisatorische Schäden eine größere Rolle als die Radioaktivität? Dagegen sind die in einer eheähnlichen Beziehung und insgesamt in geordneten Verhältnissen lebenden Homosexuellen bestimmt weniger gefährdet. Aber wer hat die 70% einmal unter diesem Aspekt untersucht?

Auch heute noch findet man in medizinischen Zeitschriften Beschreibungen von homosexuellen «AIDS»-Kranken, deren vorher durchgemachte Geschlechtskrankheiten erfolgreich, d.h. durch hohe Gaben von Antibiotika, behandelt wurden. Sie dürfen natürlich – genau wie jene ersten AIDS-Kranken – laut international geltender Definition nicht als AIDS-krank registriert werden. – Wie ist ihre Krankheit aber dann zu benennen?

Wären ausführliche Krankengeschichten angelegt worden, die das biologische Umfeld der Patienten berücksichtigen, so wäre man mit Sicherheit auf vorange-

gangene immunsuppressive Schädigungen verschiedenster Art gestoßen – eventuell sogar schon bei den
Vorfahren. Schon die deutliche Verminderung der
weißen Blutkörperchen – auch der T-4-Lymphozyten –
bei AIDS hätte ein Leitsymptom sein können, das auf
die vielen heute bekannten Ursachen hätte hinweisen
müssen (DNÄ: 30. 3. 1988).

Es ist ein gravierender Irrtum und die Folge eines
vorschnellen Urteils anzunehmen, AIDS sei gekoppelt
mit Homosexualität. Diese Meinung wurde allgemein
so suggestiv verbreitet, daß auch heute noch viele
Menschen von ihr überzeugt sind. Dabei wurde still-
schweigend übergangen, daß längst nicht nur die Risikogruppen überall auf der Welt dieser Krankheit
zum Opfer fallen.

Würde man nicht durch das Ausklammern «bekannter immunsuppressiver Maßnahmen» Tatsachen – ob
bewußt oder unbewußt, mag dahingestellt bleiben –
verschleiern, so wäre plötzlich alles klar. Nämlich: AIDS
ist eine Folge vielfältigen medizinisch-therapeutischen
Fehldenkens, kombiniert mit einer Fülle äußerer
Schädigungen, die im einzelnen undurchschaubar
sind.

Drogenabhängige

Es gehört zum ärztlichen Erfahrungsgut, das durch
wissenschaftliche Untersuchungen bestätigt wird: Streß,
Trauer und Depression erhöhen die Krankheitsanfälligkeit (Inglis 2). Zumindest einer dieser psychisch
bedingten Faktoren dürfte bei den sogenannten Risikogruppen insgesamt, besonders aber bei den Drogenabhängigen, eine nicht zu unterschätzende Rolle
spielen. Der Beschaffungsstreß Drogenabhängiger
führt nicht selten in die Kriminalität, weil die Gier

nach dem nächsten Trip alles vergessen läßt. Oft genug auch hat die Drogenabhängigkeit den Verlust der sozialen Bindungen zur Folge, was wiederum meist einen unregelmässigen Lebensstil mit allen negativen Auswirkungen auf Eßgewohnheiten, Schlaf und Hygiene nach sich zieht.

Besonders in den USA ist in den letzten Jahren eine besorgniserregende Zunahme der Kokain- und Cracksucht zu beobachten.[101] Allein in den USA werden z. Zt. jährlich ca. 500 Millionen Dollar mit der Droge Crack umgesetzt. Eine vergleichbare Entwicklung scheint sich auch bei uns anzubahnen.

Aus Großbritannien wird berichtet, daß der nordamerikanische Kokain-Markt übersättigt sei, weshalb die Exporteure zunehmend nach Europa drängten. Daher erlebte Großbritannien bereits 1987 eine Übersättigung des Kokain-Markts. Diese Überschüttung mit dem Suchtmittel hat zur Folge, daß allmählich alle sozialen Schichten an ihrem Verbrauch beteiligt sind (The Independent: 14. 1. 88).

In den USA droht inzwischen eine neue Drogenwelle. Um stark und fit zu sein, hat sich ein beunruhigend großer Teil der Fünfzehn- bis Sechzehnjährigen dem Anabolika-Rausch hingegeben (DNÄ: 23./24. 12. 88). Diese Sucht ist deshalb so gefährlich, weil sie bei Jugendlichen zu irreparablen Wachstums- und Hormonstörungen führt.[102] Diese zukünftigen Erwachsenen werden sehr wahrscheinlich einen nicht uner-

---

[101] Crack ist eine äußerst «preiswerte» Mischung aus Backpulver und Kokain, die unmittelbar zur Abhängigkeit führt und schwere biologische Schäden (Lungenschäden, Gefäßverengungen, Neigung zu Schlaganfällen) bewirkt.

[102] Erwachsene scheiden dieses Dopingmittel wahrscheinlich – aber auch nur das! – wieder aus; die Wirkungen wären dann reversibel.

heblichen Zuwachs der Drogenszene und damit von AIDS-Kranken bilden.[103]

Alle harten Drogen, ob Heroin oder Kokain, führen zu schwersten, irreparablen Schädigungen des Stoffwechsels, zu Willenshemmungen und erheblichen seelischen Veränderungen. Je weiter sie sich in der Bevölkerung verbreiten, um so breiter wird auch die Basis für die Erworbene Immunschwäche, denn der solcherart verkommende «Wirt» bietet dem HIV einen immer günstigeren Boden.

Eine Studie aus Ohio, USA, beweist einen Zusammenhang zwischen Streßsituationen und der Abnahme der sogenannten Killer-Zellen. Unmittelbar nach Streß war ihre Zahl signifikant zurückgegangen, infolge einer Schwächung des Immunsystems (*Britannica Book of the Year:* 1986, S. 257 f.). Auch diese Studie zeigt, daß psychische Ursachen bereits die Immunkraft des Menschen herabsetzen. Und daß alle Drogensüchtigen fast ununterbrochen unter Druck und Streß stehen, wird wohl niemand bezweifeln.

Bluter (Hämophile)

Grundsätzlich werden heute alle Bluter mit raffiniert ausgeklügelten Medikamenten-Kompositionen betreut, vor allem dem Faktor VIII, der den Bluttransfusionen zur Steigerung der Blutgerinnung zugesetzt wird.

Ein hoher Prozentsatz der Hämophilen wird zu den

---

[103] Mit Hilfe äußerer Mittel wird versucht, Seelenschwäche durch physische Kraft zu verdecken. Vielfach kommt es später zu der Erkenntnis, daß man sich damit selbst die Gesundheit ruiniert hat. Aus Verzweiflung über diese Erkenntnis beginnt dann ein schwer zu durchbrechender Kreislauf, der schließlich in das Bestreben führt, sich in eine schönere – illusionäre – Welt zu retten; dazu bietet sich die Droge an.

Schwerkranken gezählt, da sie nicht nur spontane innere Organblutungen haben, sondern auch äußerst schmerzhafte Blutungen der Gelenke. Dies erfordert eine zusätzliche intensive Therapie mit schmerzbetäubenden und auch mit entzündungshemmenden Präparaten. Alle diese Mittel verursachen vielschichtige, mehr oder weniger ausgeprägte Nebenwirkungen, die sich unweigerlich – wenn auch nicht unmittelbar schwächend – auf den gesamten Organismus und damit auf das Immunsystem auswirken müssen.[104]

Die Krankheitssituation der Bluter wird zusätzlich verschlechtert durch die lebensnotwendigen Fremdblutübertragungen, die – besonders bei so labilen, geschwächten Menschen – bei aller Vorsicht stets einen massiven Eingriff in den Organismus darstellen.

Ein gewichtiges Argument gegen die Infektionstheorie von AIDS sind folgende Tatsachen: Innerhalb der Leber manifestiert sich das Immunsystem als feines Zell-Netzwerk. Das heißt, daß bei einer – bei Blutern häufig auftretenden – Leberentzündung (Hepatitis) dieses System direkt getroffen und geschwächt wird. Ist die Leber als zentrales Stoffwechselorgan selbst krank, so hat dies eine Schädigung der Stoffwechselvorgänge im Darm zur Folge, mit einer sekundär bedingten Schwächung der Symbionten (siehe Kapitel *Ernährungsschäden*). Die Störung der Darmflorabesiedlung wiederum verursacht rückwirkend eine zusätzliche Schwächung der Leber und auch des in ihr verankerten Immunsystems. Es entsteht so ein schwer zu durchbrechender Kreislauf, da das Immunsystem an mehreren entscheidenden Stellen geschwächt wird!

---

[104] Auf die diffizilen medizinischen Probleme, die mit diesen Maßnahmen verbunden sind, kann hier nicht näher eingegangen werden.

Hinzu kommt, daß Hepatitiden unter Umständen mit Antibiotika behandelt werden, die eine weitere Schwächung des Immunsystems bewirken.

Wieso kann es rätselhaft sein, daß die so schwer kranken Hämophilen AIDS bekommen? Sie erwerben sich die Immunschwäche im wahrsten Sinne des Wortes. Und warum stecken sich die Frauen der Bluter nicht an? Zu der immer wieder geäußerten Meinung, AIDS werde durch HIV-positive Blutkonserven übertragen, muß auch folgendes angemerkt werden: Da die Antikörperreaktion bekanntlich erst etwa zwei Monate nach der sogenannten Infektion positiv werden soll, während dieser Zeit aber alle medizinischen Maßnahmen – einschließlich der in etwa zehntägigem Rhythmus erfolgenden Blutübertragungen – weitergeführt werden, dürfte der Moment der «Ansteckung» durch eine angeblich infektiöse Blutkonserve kaum mit Sicherheit identifizierbar sein.

In ihrer Kontroverse mit Peter Duesberg verweisen Gallo/Blattner/Temin auf den Fall von neugeborenen eineiigen Zwillingen, von denen nur der eine, der eine Bluttransfusion erhalten hatte, an AIDS erkrankte (Gallo et al.: S. 515). Dieser mit den «reduzierten» Voraussetzungen zum Beispiel bei klonierten Tieren vergleichbare Fall wird von Gallo und seinen Kollegen als Beweis betrachtet, daß AIDS durch HIV-kontaminierte Blutkonserven übertragen werden kann. Duesberg wendet sich mit Recht gegen eine solche Verallgemeinerung eines einzelnen isolierten Falles. Darüber hinaus muß gefragt werden, warum nur eines der beiden Kinder eine Transfusion bekam? Welche gesundheitlichen Störungen lagen demnach bei diesem Kind vor? Da das andere Kind eine Transfusion offenbar nicht benötigte, kann man wohl auch nicht davon ausgehen, daß die Säuglinge die exakt gleichen biologischen Voraussetzungen mitbrachten, wie es der Begriff «eineiig» zu suggerieren scheint. Was ist von einer solchen Art der Beweisführung zu halten? Ist die Theorie von der angeblichen AIDS-Übertragung nur durch Bluttransfusionen überhaupt haltbar? Dies erscheint um so unwahrscheinlicher, als auch eine zweite Behauptung Gallos und seiner Partner diese Theorie nicht stützen kann: Die Zahl der AIDS- Erkrankungen ist auch nach strengen Kontrollen des Spenderblutes nicht gesunken, sondern weiter im Ansteigen begriffen[105] (siehe Kapitel *Virologen gegeneinander*).

Ist der Ausbreitungsweg der neuen Seuche «rätselhaft»?

Das zunächst rätselhafte, regional auffällig unterschiedliche Auftreten von AIDS wird durch die Untersuchungen von Sternglass erklärt, der einen deutlichen Anstieg der AIDS-Fälle in Gegenden beobachtet, deren Bevölkerung 18 Jahre vorher – z.T. noch im Mutterleib – radioaktivem Fallout ausgesetzt war. Er kommt daher zu dem Schluß, daß radioaktive Einflüsse zumindest als Co-Faktor für die Entstehung der Krankheit angesehen werden müssen (Sternglass).
90% des Fallout werden von abregnenden radioaktiven Wolken verursacht. Daher treten AIDS-Erkrankungen besonders häufig in den regenreichen Gebieten Zentralafrikas, der Karibik, des Amazonas-Tieflandes und der Ost- und Westküste der USA auf. In

---

[105] Die Aussage Duesbergs stützt sich auf die Statistik der amerikanischen Gesundheitsbehörde CDC, die die 20 000 in den USA lebenden Bluter erfaßt.

trockenen, niederschlagsarmen Zonen dagegen werden wesentlich weniger AIDS-Fälle beobachtet.

Ist Strontium-90 im Fallout enthalten, dann wird dieses auch durch die Nahrung aufgenommen und lagert
sich z.T. im Knochenmark ab. Da hier eine Blutbil-
dungsstätte ist, werden das Blut und damit auch die
weißen Blutzellen geschädigt und an ihrer regulären
Vermehrung gehindert. Das heißt, infolgedessen wird
eine der wichtigsten Grundlagen des Immunsystems
geschwächt und Bakterien und Viren, darunter auch
dem HIV, ein günstiger Boden geboten.

Bis vor kurzem war es rätselhaft, wieso in Südost-Asien
nur wenige AIDS-Fälle gezählt wurden, obwohl es sich
um regenreiche Gegenden handelt. – Dies hängt damit zusammen, daß sich die Bevölkerung hauptsächlich von Fisch und Reis ernährt. Diese Nahrungsmittel
enthalten relativ wenig radioaktive Substanzen. Fleisch,
Milch, Brot und Früchte (hiervon ernährt sich ein
Großteil der US-Bevölkerung), enthalten dagegen weit
mehr. Ganz ähnlich liegt die Situation in Trinidad
(Karibik). Die dortige Bevölkerung indischer Abstam-
mung erkrankt weit seltener an AIDS als die dort
lebenden Afrikaner. – Menschen, die in den gleichen
Gegenden leben, aber unterschiedliche Ernährungs-
gewohnheiten haben, können daher unterschiedlichen, bis um das Zehnfache voneinander abweichen-
den radioaktiven Belastungen ausgesetzt sein.

Wie Gould/Sternglass (siehe Kapitel *Tschernobyl und
AIDS – Die Situation in den USA*) und Mehring nachwie-
sen, treten auch andere Krankheiten nach radioaktiven Belastungen verstärkt auf.[106]

---

[106] Zweifellos gehört auch die fast 1000%ige Zunahme der
Encephalitis-Fälle jährlich in New York in diesen Zusammenhang: Dort wurden 1947, noch vor den großen atomaren

Im Zusammenhang mit der verbreiteten Ansicht, Zentralafrika sei das Ursprungsland der AIDS-Epidemie, verweist Sternglass auf eine 1957 entstandene Studie eines UNO-Sonderkomitees: Bei der Bevölkerung der zentralafrikanischen Staaten wurden extrem hohe Strontium-90-Konzentrationen in den Knochen festgestellt (UNSCEAR, New York: 1962, Table XX, S. 330). Dieser Umstand stützt, wie Sternglass meint, gewiß die Annahme, daß intensiver Fallout ein bedeutender Co-Faktor für den Ursprung der AIDS-Epidemie ist (Sternglass: S. 28). Spielt auch die ungeheure Menge hochtoxischen Materials hier eine Rolle, die in diesen Ländern, den Schuttabladeplätzen Europas, sicher völlig unzureichend «endgelagert» ist?

Warum kann AIDS bei Organtransplantationen entstehen?

Das größte und auch heute noch keineswegs beherrschte Problem der technisch perfektionierten Transplantations-Medizin heißt: Wie kann verhindert werden, daß der Empfänger-Organismus das neue Organ abstößt? Viele verschiedene Chemotherapeutika wurden im Laufe der nunmehr 25jährigen Geschichte dieser jungen Wissenschaft ausprobiert, die das Ziel hatten, die Abwehr des Empfängers zwar so zu schwächen, daß der Organismus das fremde Organ annimmt, jedoch nicht so stark, daß seine Abwehr gänzlich versagt. Wenn nämlich letzteres geschieht, tritt hohes Fieber auf, oft

Testserien, 33 Fälle gezählt; 1957, nach Bombenversuchen in der Nevada-Wüste, in Sibirien und im Pazifik, traten 309 Fälle auf (Sternglass/Scheer: S. 6).

auch Durchfälle, die Zahl der weißen Blutkörperchen sinkt rapide ab; dies aber bedeutet den Tod für den Patienten.[107]

Bei Organempfängern handelt es sich grundsätzlich um schwerkranke Menschen, deren Immunsystem durch ihre Krankheit in hohem Maße geschwächt ist. Die Chemotherapeutikagaben der Vorbereitungs- sowie Nachbehandlungs-Phasen und der massive Eingriff, den die Operation selbst darstellt, führen zu einer weiteren drastischen Schädigung des Immunsystems. (Früher wurden sogar Ganzkörper-Röntgenbestrahlungen anstelle der Chemotherapie angewandt. Dies mußte wegen unüberschaubarer, gerade das Immunsystem schwächender Folgen wieder aufgegeben werden.)

Es kann nicht verwundern, wenn diese Patienten als Folge einer solchen immunschwächenden Roßkur an AIDS, d.h. an einer erworbenen Immunschwäche erkranken: Im Gegenteil, die Erkrankung ist nur die notwendige Folge der «Therapie» vor, während und nach der Transplantation, d.h. sie ist iatrogenen Ursprungs. Viele wichtige Befunde derjenigen Patienten, die das fremde Organ wieder abstoßen, decken sich mit denjenigen bei AIDS (sicherlich gäbe es noch mehr Übereinstimmungen, wenn nicht rasch der Tod einträte).[108]

Es ist fast überflüssig, hier aufs neue zu betonen, daß laut CDC-Definition auch in allen diesen Fällen die

[107] Der an diesen Fragen interessierte Leser sollte das bereits 1971 erschienene Buch von Thorwald, *Die Patienten,* lesen. All diese dokumentierten Krankengeschichten sind für den Laien geschrieben und berichten unter anderem vom Kampf der Transplantations-Spezialisten gegen die Abstoßungsreaktion des Organismus.

[108] Ob ein Patient nach einer erfolgten Transplantation an AIDS erkrankt oder nicht, hängt natürlich entscheidend von der Reaktionslage seines Immunsystems vor dem Eingriff ab.

Diagnose AIDS nicht gestellt werden dürfte, da der Erkrankung in jedem Fall eine massive immunsuppressive Maßnahme vorausging.

«Transplantationspatienten, die lange Zeit Immunsuppressiva einnehmen müssen, haben eine Prädisposition für Malignome (bösartige Geschwülste).» Zu diesen Organempfängern können auch AIDS-Patienten gehören (siehe Kapitel *Therapeutische Versuche*). Die Tendenz zur Ausbildung solcher bösartiger Tumoren ist im ersten Jahr nach der Transplantation am größten. Neuerdings hat eine Gruppe amerikanischer Ärzte festgestellt, daß «schon eine geringe Reduktion der immunsupprimierenden Medikamente ... dazu führen [kann], daß diese Tumoren sehr schnell verschwinden. Gelingt es den malignen Zellen jedoch, sich zu etablieren, dann verhalten sich die Tumoren bei immunsupprimierten Patienten sehr viel aggressiver als bei anderen Patienten.» (DNÄ: 18. 12. 1989) Gerade diese Studie deckt unmißverständlich die schädigende Wirkung immunsupprimierender Substanzen auf (siehe auch Kapitel *Die Wunderdrogen*).

Es wäre zweifellos interessant zu untersuchen, wieviele Patienten heute überhaupt noch eine Organtransplantation überstehen, ohne über kurz oder lang an ihrer erworbenen Immunschwäche zu sterben.

Warum hat sich das Kaposi-Sarkom verändert?

Das Kaposi-Sarkom gehört zu den schwersten Komplikationen der Erworbenen Immunschwäche.[109] Es ist

---

[109] Warum gerade Sarkome auftreten, wäre einer gründlichen medizinischen Untersuchung wert.

keineswegs rätselhaft, daß es heute schon bei jugendlichen Patienten auftritt, da es für die oft genug nachgewiesene Zunahme bösartiger Tumoren[110], besonders im jugendlichen Alter, sogar bei Säuglingen, eine sehr einfache Erklärung gibt.

Bei bösartigen Tumoren rechnet man heute mit einer Latenzzeit von ca. 20 Jahren bis zur physischen Manifestation.[111] Es ist also durchaus denkbar, daß die Erbsubstanz von Kindern, die während dieser Latenzzeit gezeugt wurden, bereits geschädigt ist; daher werden diese Nachkommen eine größere Bereitschaft zur Entwicklung bösartiger Tumoren mitbringen. Wenn dann nach der Geburt auch noch komplexe, mehr oder weniger intensive Schädigungen auf diese anfälligeren jungen Menschen einwirken, so kann die Erkrankung – je nach Konstitution – mehr oder weniger rasch eintreten.

Die Tumoren werden festgestellt, lange bevor das Immunsystem derartig geschwächt ist, daß die Diagnose AIDS gestellt werden kann. Daraus geht hervor, daß in dieser Art Vorbereitungsphase allmählich die biologischen Schäden langsam zunehmen, bis endlich das Abwehrsystem zusammenbricht. Nach den Ursachen aber wird nicht gefragt.

Der Leser erinnert sich gewiß an den bildhaften Pendelvergleich im Kapitel *Mensch und Mikrobe*. Beim Kaposi-Sarkom, den Karzinomen sowie bei der HIV-«Infektion» spielen sich solche Gleichgewichtsstörungen

---

[110] Angesichts des rapiden weltweiten Anstiegs der Krebsrate hatte man sich in den USA vorgenommen, wenigstens die Zahl der älteren Krebspatienten bis zur Jahrtausendwende um 50% zu senken. Inzwischen hat man jedoch resigniert und meint: «Diesen Kampf verlieren wir.» (Lancet: Februar 1987)
[111] Treten gravierende krankheitsbegünstigende Faktoren auf, so kann diese Zeit auch kürzer sein.

ab. Die Zeitspanne beim einzelnen mag verschieden sein, und es hängt von vielerlei Faktoren ab, wann das Pendel völlig von seiner Gleichgewichtslage abweicht. Das «AIDS-Virus» HIV selbst wird beim Kaposi-Sarkom überhaupt nicht gefunden (Duesberg 1), und doch wird das Sarkom zu den charakteristischen opportunistischen Infektionen der Erworbenen Immunschwäche gerechnet. Wäre das Virus Ursache der Krankheit, dann müßte es ja explosionsartig im Hochstadium auftreten. Die Zahl der Antikörper dagegen steigt an! Das gebannte Festhalten an der Erreger-Theorie, das auch beim Kaposi-Sarkom wieder nach einem neuen, sexuell übertragbaren und «bisher unbekannten Erreger» suchen läßt (siehe Kapitel *Das Kaposi-Sarkom*), hindert die Forschung daran, Fakten richtig zu bewerten, die ihr schon längst bekannt sind: Schon die Tatsache, daß das Kaposi-Sarkom bei Organ-Empfängern hundertmal häufiger auftritt als bei der Durchschnittsbevölkerung, und die richtige Beobachtung, daß dies «auf die Einnahme immununterdrückender Medikamente» zurückzuführen ist, hätte Veranlassung sein müssen, nach weiteren immunschädigenden Faktoren zu suchen, denen die Kaposi-Patienten ausgesetzt sind: Das Sarkom wird in den regenreichen und damit radioaktiv stärker belasteten «nord-östlichen US-Bundesstaaten und an der Westküste … der USA» besonders häufig beobachtet. Außerdem tritt es gehäuft auf in der Karibik (US- und französische Atomwaffentests), in den Staaten südlich der Sahara (französische Atomwaffentests) und in den besonders regenreichen Ländern Zentralafrikas (Uganda, Sambia, Zaire), die zudem noch auf der geographischen Breite der verschiedenen Atomwaffentests liegen (Die Zeit Nr. 7; 9. 2. 1990). In Afrika entfallen zwar die zusätzlichen industriellen Belastungen der Industrieländer, im Gegenzug hierzu hat die afrikanische Bevölkerung den weltweit wohl höchsten Pro-Kopf-Verbrauch an Antibiotika und Impfstoffen (R. Meier, Die große Aids-Lüge, in: Raum und Zeit, München, Heft 38, Febr./März 1989). Deshalb befällt dieses Sarkom in Afrika «nicht nur Männer, sondern auch Frauen und Kinder» (Die Zeit Nr. 7; 9. 2. 1990), während es in den USA vorwiegend bei Homosexuellen beobachtet wird (siehe Kapitel *Warum waren Homosexuelle ... die ersten Opfer?*).

Das Kaposi-Sarkom soll durch einen sexuell übertragbaren Erreger ausgelöst werden, aber es manifestiert sich ausgerechnet nicht am Kontaktort, sondern auf der gesamten Hautoberfläche! Diese Verdrehung beobachteter Tatsachen entspricht der Theorie, die mit großem publizistischem Aufwand über die Antikörper verbreitet wird. Es ist zwar eine allgemein anerkannte Tatsache, daß Antikörper als Folge und Zeichen einer durchgemachten Krankheit auftreten, heute aber wird behauptet, sie seien – Wahrsagern vergleichbar – Hinweis auf eine zukünftige Erkrankung (siehe Kapitel *Virologen gegeneinander*).

Warum tritt das Lake-Tahoe-Syndrom auf?

Gibt es für dieses «rätselhafte» Müdigkeits-Syndrom keinerlei Hinweise auf mögliche Ursachen? Oder ist sein erstes Auftreten im US-Bundesstaat Nevada nicht bereits ein Hinweis?

Es ist allgemein bekannt, daß die Nevada-Wüste seit 1951 das wichtigste kontinentale Atomwaffen-Versuchsfeld der Vereinigten Staaten ist. Weniger bekannt ist jedoch der Umfang der dort durchgeführten Versuche.

Die *Collier's Encyclopaedia* nennt das Nevada-Test-Gelände ein «riesiges Freiluft-Laboratorium», in dem zu experimentellen Zwecken Atom- und C-Waffen gezündet, atomreaktorgesteuerte Antriebssysteme entwickelt, Atomreaktoren für die Raumfahrt getestet, unterirdische Atomwaffentests durchgeführt werden, Experimente zur «Entwicklung der friedlichen Nutzung von atomaren Sprengkörpern» angestellt und schließlich auch «Studien der Ökologie von Pflanzen- und Tierreich in einer langfristig radioaktiv belasteten Gegend» unternommen werden.[112]

Schon diese Aufzählung und das unverhohlene Eingeständnis einer radioaktiven Belastung des immensen Testgeländes und wohl auch seiner Umgebung geben deutlichste Hinweise auf die Belastungen, denen die Bewohner dieses US-Bundesstaates tagtäglich ausgesetzt sind.[113]

Nun mag es jedoch befremden, daß das Müdigkeits-Syndrom nicht zuerst in Las Vegas beobachtet wurde, das doch unmittelbar an das Versuchsgebiet angrenzt, sondern am ca. 250–300 Kilometer entfernten Lake Tahoe. Dies liegt daran, daß die einzigen erheblichen Niederschläge in dem windgeschützten, äußerst regenarmen Wüstenplateau zwischen Sierra Nevada und Wasatch-Mountains ausgerechnet um den Lake Tahoe fallen[114] und daß das Wasser dieses Sees sowohl die umliegenden Städte wie Carson City und Reno versorgt, wie auch zur Bewässerung der Felder und Weiden dient.

---

[112] *Collier's Encyclopaedia:* 1967, Vol. 17, S. 343.
[113] Man hat hier 21 verschiedene HIV-Varianten bei *einem* Menschen festgestellt! Sind diese «Varianten» Folge der extremen Vielfalt von Schädigungen?
[114] *Collier's Encyclopaedia:* a.a.O., S. 338, Tafel 1.

Schon die Untersuchungen von Sternglass (siehe Kapitel *Ist der Ausbreitungsweg der neuen Seuche rätselhaft?*) zeigten, daß regenreiche Gebiete von radioaktivem Fallout besonders betroffen sind – so ist es auch hier am Lake Tahoe. Es besteht daher überhaupt kein Zweifel, daß die Bevölkerung dieser Gegend über Luft, Wasser, Boden und ihre Nahrungskette seit Jahrzehnten außerordentlich hohen radioaktiven und chemischen Belastungen ausgesetzt ist.

Es war aus der mir vorliegenden Literatur nicht ersichtlich, welche auslösenden Ursachen in den anderen genannten Gegenden vorliegen könnten, in denen dieses Syndrom auftritt. Es fällt jedoch auf, daß auch Zentralafrika zu den Regionen zählt, in denen dieses Krankheitsbild plötzlich auftritt (Krueger et al.). Schon Sternglass wies – im Zusammenhang mit der Genese von AIDS – auf eine erhebliche radioaktive Belastung dieser Region hin. Sollte das Chronische Müdigkeits-Syndrom, die «Lake-Tahoe-Krankheit», also ein Vorstadium von AIDS sein?

Manche Befunde sprechen für eine gewisse Verwandtschaft zwischen dem Müdigkeits-Syndrom und AIDS. Nicht nur, daß z.B. ganz ähnliche Drüsenerkrankungen bei beiden auftreten, sondern es besteht auch eine auffällige Häufung einer seltenen Leukämieart, kombiniert mit der Lake-Tahoe-Krankheit. Gallo beschreibt diese Haar-Zell-Leukämie, die im Einflußgebiet von Hiroshima und Nagasaki gehäuft auftritt (Gallo: S. 60 f.). Auch virale Untersuchungen beweisen eine gewisse Verwandtschaft zwischen dem HIV und den Viren, die bei dem Müdigkeits-Syndrom gefunden werden. Nur wird man wiederum aus dem Detail der Virusarten keinen Aufschluß über das ganze Krankheitsbild gewinnen können! Wie sehr die alleinige Berücksichtigung des Virusbefalls in die Irre führen kann, hat Duesberg in seinem Streitgespräch (siehe Kapitel *Virologen gegeneinander*) deutlich genug gemacht. Seine berechtigten Vorwürfe gipfelten ja darin, daß viel zu vorschnelle Urteile über Krankheitsursachen gefällt werden, allein aufgrund von Virusbefunden bei bestimmten Krankheiten.

Ist es nicht ein weiterer wichtiger Hinweis auf die Ursache dieser neuen «mysteriösen» Krankheit, daß sie in der Bundesrepublik schon einmal unter fast gleichem Namen – Müdigkeits-Syndrom, «Myasthenie» (Muskelschwäche) – auftrat: nämlich Anfang der 60er Jahre, zu einer Zeit erheblichen radioaktiven Fallouts (siehe Kapitel *Beunruhigende Blutbildbefunde*)? Wenn auch damals und heute die Namen der Krankheit geringfügig variieren, so ist doch das Krankheitsbild selbst das gleiche geblieben.

In seinem Buch *Der Petkau-Effekt* berichtet Graeub über die Wirkung von Caesium-137, das «... eines der gefährlichsten akkumulierbaren Isotope» ist: «Es reichert sich besonders im Muskelgewebe an.» (Graeub: S. 84)[115] Wäre es nicht denkbar, daß das Symptom der Muskelschwäche auf derartige Einwirkungen zurückgeführt werden kann – damals wie heute?

Sehr wahrscheinlich handelt es sich bei der neuen Krankheit um eine Vorphase von AIDS, die je nach Disposition, Konstitution und Lebensumständen der Betroffenen schließlich im Laufe der Jahre zum

---

[115] Dieses Isotop wurde auch bei der Reaktorkatastrophe von Tschernobyl freigesetzt. Auch nach diesem neuen radioaktiven Einschlag trat und tritt wiederholt bei einem relativ großen Teil der Bevölkerung eine auffällige «unerklärliche» Müdigkeit auf, die anscheinend ohne Therapie verschwindet. Ganz gewiß darf man alle diese Fälle nicht gleich zur Lake-Tahoe-Krankheit rechnen, aber möglicherweise gehören sie doch zu diesem Gesamtkomplex.

Zusammenbruch ihres Immunsystems führen kann. Ähnlich wie heute die Mononukleose (siehe Kapitel *Allgemeine Charakteristik und Definition der Krankheit*) als häufig wegbereitendes Vorstadium akzeptiert ist, so mag auch die Lake-Tahoe-Krankheit als solches gelten. Es gibt keine Krankheit, die nicht ihre charakteristischen Vorstadien hätte. Die Zeitspanne bis zum Ausbruch kann Jahre, sogar Jahrzehnte umfassen. Die Begriffe «Vorstadium» oder «Vorphase» bedeuten jedoch nicht, daß diese Phase zwangsläufig zum Ausbruch der jeweiligen Krankheit führen *muss*. Es ist zweifellos richtig, daß zusätzliche biologische Schädigungen wie Viren- und Bakterienbefall, Einwirkungen von Industriegiften und weitere radioaktive Belastungen sowie die ganze Palette seelischer Erschütterungen die negative Entwicklung begünstigen und schließlich zum endgültigen Ausbruch von AIDS führen können. Gewiß ist aber auch, daß alle positiven Einflüsse – wie ein Ortswechsel in weniger belastete Gegenden oder auch eine Veränderung der privaten Lebensumstände – die Krankheitssymptome besonders im Anfangsstadium und ohne Therapie verschwinden lassen können.

Die angeführten Überlegungen sprechen dafür, daß die neue «rätselhafte» Krankheit vor allem auf radioaktive, industrielle und chemotherapeutische Einflüsse zurückzuführen ist und eines der vielen möglichen Vorstadien von AIDS darstellt. Sie haben aber auch gezeigt, daß diese Krankheit nicht als «mysteriös» bezeichnet werden darf – rätselhaft ist allenfalls die Tatsache, daß sie für «mysteriös» gehalten wird.

Ist AIDS eine Geschlechtskrankheit?

Die Theorie von der Übertragung durch Sexualkontakte hat zu einer «Aufklärungs»-Kampagne geführt, die mitsamt ihren oft peinlichen, noch öfter äußerst bedenklichen Auswüchsen hinlänglich dargestellt wurde. Zwar ist aus hygienischer Sicht gegen sicheren Sexualverkehr manchmal gar nichts einzuwenden – aber sollte die Ausbreitung von AIDS durch «safer sex» wirklich aufzuhalten sein? Wie soll sich z.B. ein Kind im Mutterleib vor radioaktiver Bestrahlung schützen? Wie eine Mutter, die, um es zu ernähren, auf vergifteten Feldern arbeiten muß? Wie ein Vater, der in Quecksilber oder Blei oder sonstige giftige chemische Substanzen verarbeitenden Fabriken arbeitet und ihm zusätzlich einen geschwächten Erbstrom mitgibt? Oft liegen die Schädigungen noch weiter zurück.

Ob die heute bekannten sechs bis zwölf Millionen Virusträger (= 0,1–0,2% der Weltbevölkerung) fähig sind, durch sexuelle Kontakte eine Weltbevölkerung von fast sechs Milliarden anzustecken?[116] Das scheint selbst dann wenig wahrscheinlich, wenn man

[116] Im Spiegel (18/1993, S. 172) ist ein aufschlußreicher Artikel über die explosionsartige Ausbreitung von AIDS in Asien erschienen. Der Aufsatz ist unter der Voraussetzung geschrieben, HIV sei infektiös und das AIDS auslösende Virus. So gelesen ist er logisch und überzeugend. Und doch gehört diese Schilderung zu den vernebelnden Manipulationen, die so eng mit dem Phänomen AIDS verknüpft sind.
Im Spiegel (23/1993, S. 22) wird berichtet, daß in den USA nicht nur alljährlich HIV-positive Gesunde, sondern auch AIDS-Überlebende beobachtet werden. Unter den «Entdeckern» sind auch Virologen, teils Statistiker. Die Namen Duesberg, Gould und Sternglass tauchen nicht auf. Den neuen «Entdeckern», die neue Thesen aufstellen, wünscht man mehr Umfeld-Untersuchungen, und daß sie weniger Theorien konstruieren.

den berühmt gewordenen Gay «Number One»[117] als Vorbild annimmt, der die Verbreitung ausgelöst haben soll: Er soll jährlich über 700 verschiedene Sexualpartner gehabt haben.

Um die Übertragung durch Sexualkontakte zu verifizieren, müßten alle vorhergehenden Partner beider Beteiligten während mindestens 10 Jahren äußerst genau beobachtet werden.[118] Man kann ja, wenn die Infektionstheorie zugrundegelegt wird, nicht wissen, wer wen wann angesteckt hat. Die Virustheorie muß stets einen anderen – bereits infizierten – Menschen voraussetzen, der diesen einen anstecken kann. Wer hat dann aber den allerersten AIDS-Infizierten infiziert? Immer noch wird dieser «erste» Mensch gesucht! Vor kurzem wurde man auf einen damals 16jährigen angeblichen Strichjungen aufmerksam, der 1969 an einer seinerzeit unbekannten Krankheit starb. Daher wurde sein Blut aufgehoben und jetzt auf HIV untersucht: Es war HIV-positiv (BZ: 27. 6. 1988). Wer kann beweisen, daß die Reaktion bei 19 Jahre altem Blut noch zuverläßig ist? Aber auch dieser Junge kann – laut Virustheorie – nicht der erste gewesen sein!

Auch die Hypothesen über die Dauer der Latenzzeit bis zum Ausbruch der Krankheit zeigen eine große Unsicherheit. Zuerst ging man von einem halben Jahr aus, heute werden zehn bis sogar 19 Jahre angenommen![119] Wäre man dem ganzen Erscheinungsbild gegenüber

[117] Wenn «Number One» heute «Number O» genannt wird, was ändert sich dann?
[118] Im Leistungsverzeichnis großer Labors wird der HIV-Test unter Infektions-Krankheiten geführt.
[119] Wird das Problem nicht nur verschoben, wenn postuliert wird: zum Charakter der Retroviren gehöre diese lange Latenzzeit? Die Frage bleibt offen, unter welchen Bedingungen Retroviren beim Menschen aktiv werden.

heute wirklich sicherer, dann hätten wir ja auch ein besseres therapeutisches Konzept. Offensichtlich also werden entscheidende Faktoren unberücksichtigt gelassen. Einer dieser Faktoren dürfte der bereits seit Mitte der 50er Jahre von Mehring, später von Gould und Sternglass beobachtete steile Anstieg der Erkrankungen allgemeiner Art[120] sein, der sich auf radioaktive wie auch auf andere toxische Einflüsse zurückführen läßt. Diese allgemeine Krankheitsanfälligkeit beweist, daß ein Großteil der Bevölkerung erheblich in seinem biologischen Gleichgewicht gestört ist. Auch das Auftreten von AIDS und seine rasche Ausbreitung wie auch die Zunahme von Fällen mit ungeklärten «Übertragungsmechanismen» (M. G. Koch) sind nur ein – wenn auch der krasseste – Ausdruck dieser Schwächung der biologischen Gesamtsituation.

Es ist erstaunlich, daß Frauen noch immer zu nur 7% an den AIDS-Erkrankungen beteiligt sind.[121] Dies mag damit zusammenhängen, daß Frauen ein ausgeprägteres Gefühl für ein gesünderes, rhythmisches Leben haben als Männer und daß sie – meist auch heute noch – weniger hektisch ins Berufsleben eingespannt sind. Daher sterben Frauen auch viel seltener an den sogenannten «Manager-Krankheiten» Herzinfarkt und Angina pectoris. Diese ingesamt stabilere

---

[120] Mehring, Gould und Sternglass erwähnen hier besonders Enzephalitis (Gehirnentzündung), Lungentuberkulose, Masern, Scharlach, Windpocken, Poliomyelitis (Kinderlähmung), Lues, Gelbsucht und Röteln.
In den USA wurde – trotz der Kampagne «safer sex» – im 1. Quartal 1987 ein deutlicher Anstieg der Lues-Fälle beobachtet (Koch: S. 155). In New York beträgt er 103,5%, in Los Angeles 95%, in Miami 97,4%. Ähnliche Zuwachsraten verzeichnet man auch bei Gonorrhoe, da die Bakterienstämme gegen Penicillin teilweise resistent geworden sind.
[121] Allerdings steigt dieser Prozentsatz in letzter Zeit langsam an.

gesundheitliche Situation spiegelt sich auch in ihrer höheren Lebenserwartung.

Während diese Zeilen geschrieben werden, kommen bereits anderen Autoren Zweifel an der Richtigkeit der zäh und mit ungeheurem publizistischen Aufwand vertretenen Auffassung, das HIV sei Ursache für AIDS (Wallerstein; R. Graeub, «AIDS durch Radioaktivität?», Der Gesundheitsberater, Lahnstein, Januar 1989). Ein Kölner Gynäkologe beispielsweise berichtet in einer Leserzuschrift von Beobachtungen in seiner Praxis:

1. Innerhalb von vier Jahren wurden 800 AIDS-Tests durchgeführt. Sieben Fälle (gleich 0,8% aller Tests) waren HIV-positiv, fünf davon bei Drogenabhängigen.
2. Keine der seit 1984 kontrollierten «Frauen aus dem Gewerbe» habe sich infiziert, obwohl «ohne Kondom gearbeitet» wurde. Heute seien schätzungsweise 70% der Prostituierten mit Kondom, der Rest ohne tätig.
3. Ganz im Gegensatz zur üblichen Panikmache vertritt der Kollege die Ansicht, daß das Risiko, sich mit dem HIV zu infizieren, äußerst gering sei.
4. Wahrscheinlich habe es seit Jahrzehnten HIV-Infektionen gegeben, sie würden erst diagnostiziert, seit die Tests entwickelt wurden (Der Spiegel: 39/1988).

Die ganze «Orientierungs»-Kampagne über AIDS in den Medien, in Flugblättern und den Telefonberatungen der Zeitungen usw. ist desorientierend und stellt Behauptungen auf, deren Unrichtigkeit durch die Tatsachen längst erwiesen ist. Die Angst und Hysterie verbreitende Theorie der angeblichen Sexualübertragung von AIDS erinnert an einen an Verfolgungswahn leidenden Patienten Charcots[122]. Er hatte sich eine Metallrüstung angefertigt, um sich vor seinen «Verfolgern» zu schützen (Inglis 1: S. 201).

Ist Belle Glade wirklich ein «Sonderfall»?

In Belle Glade stammen statt der sonst üblichen 76% nur 13% der AIDS-Kranken aus den Risikogruppen. Dieses Rätsel löst sich teilweise durch die Untersuchungsergebnisse von Sternglass (Sternglass/Scheer): Die Erkrankten, welche AIDS «einschleppten», stammen aus der Karibik, also aus einer Gegend mit erheblichen radioaktiven Fallouts und entsprechenden Schädigungen am Menschen. Außerdem muß berücksichtigt werden, daß die arme Bevölkerung auf den intensiv mit Herbiziden und Pestiziden behandelten Plantagen nicht nur arbeitet und den Dunst dieser Substanzen über Jahrzehnte viele Stunden lang täglich einatmet, sondern sich auch noch von den Früchten ernährt. Zwangsläufig muß ihr Immunsystem geschwächt sein: erstens durch Fallout und zweitens durch Tuberkulostatika (die alle eine erhebliche immunschwächende Wirkung haben). Sie dürften auch laut CDC-Definition nicht als AIDS-krank bezeichnet werden![123]

Aus diesem so «rätselhaften» umgekehrten Verhältnis zwischen Risikogruppen und übriger Bevölkerung kann wohl nur der Schluß gezogen werden, daß die

[122] Charcot: ein französischer Psychiater Ende des 19. Jahrhunderts, den seine Forschungen über Hysterie berühmt gemacht haben.

[123] Seit 1987 gilt offiziell, daß «der Begriff AIDS nur angewandt» werden dürfe, wenn eine Immunschwäche besteht, «für die keine andere Erklärung vorliegt». Wie M. G. Koch weiterhin formuliert, hält man sich «strikt» an die genannten Kriterien (siehe Definition 1987). Diese Forderung stand nur auf dem Papier, denn alle bisher aufgeführten Gruppen, inklusive diejenigen des folgenden Kapitels, dürften nie AIDS zugerechnet werden. Die Verwirrung wird komplett, wenn ab 1. 1. 1993 HIV-positive Tuberkulöse AIDS zugeordnet werden.

auf den Feldern arbeitende Bevölkerung weit mehr
gefährdet ist als Drogensüchtige und Homosexuelle.
Im Grunde genommen bestätigt der «Sonderfall» Belle
Glade die Behauptung, daß Homosexuelle nicht infolge ihrer Homosexualität an AIDS erkranken, sondern
daß erst ihre Lebensumstände, Drogenkonsum etc. sie
für diese Krankheit disponieren.

Warum können schon Neugeborene und Säuglinge an AIDS und Fehlbildungen erkranken?

Es heißt, daß die Kinder HIV-positiver Mütter «zwischen
25 und 60%» mit dem Virus «infiziert» seien (Koch:
S. 47). Bei dem angenommenen Übertragungsmodus
über das HIV-positive mütterliche Blut muß jedoch
erwartet werden, daß das Virus bei 100% der Neugeborenen nachgewiesen werden kann und nicht nur
bei einem Teil von ihnen. Auch die bei der Geburt
Antikörper-negativen Kinder können später doch noch
HIV-positiv werden und sogar an AIDS erkranken. Dies
ist bei den gewiß latent geschädigten Kindern nicht
verwunderlich, insbesondere wenn die Kinder immunschwächenden Einflüssen ausgesetzt werden, die zu
einem frühzeitigen Versagen ihrer Abwehr führen.[124]
Zweifellos wären sichere Aussagen über das Phänomen AIDS bei Kindern möglich, wenn genaue Anamnesen vorlägen – Zahlen allein erlauben allenfalls Ver-
mutungen und können in die Irre führen.

[124] M. G. Koch zählt die Kinder, die schon in ihren ersten
Lebensmonaten an AIDS erkranken, zu der offenbar stetig
ansteigenden Zahl von AIDS-Kranken, bei denen der «Übertragungsmechanismus» nicht identifizierbar ist (Koch: S. 159).

Die Forderung nach genauen Anamnesen gilt insbesondere für jene angeblich durch mehrfach verwendete Injektionsnadeln infizierten Kinder in der kalmückischen Sowjetrepublik und in Rumänien (siehe Kapitel *AIDS bei Neugeborenen und Säuglingen*). Es ist schwer vorstellbar, daß so viele Schwestern in den verschiedensten Kinderstationen ihre für den Mehrfachgebrauch vorgesehenen Spritzen (Einwegspritzen gibt es nicht in den Ostblockländern) nicht ordnungsgemäß sterilisiert haben sollten. Ebenso unvorstellbar ist es, daß so viele Blutkonserven, mit denen Kinder in den verschiedensten Kranken- und Waisenhäusern versorgt wurden, mit dem HIV belastet gewesen sein könnten. Diese Blutkonserven, heißt es von den rumänischen Kindern, bei denen eine «völlig neuartige AIDS-Epidemie» entdeckt wurde, seien «mageren und kleinen Kindern» verabreicht worden (BZ: 8. 2. 1990). Was man sich unter solchen Kindern vorzustellen hat, ist ausführlich im Spiegel («Wir fühlen uns wie in Äthiopien», Nr. 5/90, 21. 1. 1990) nachzulesen. Dort wird berichtet, daß die rumänischen Dorfärzte «Frühgeburten und kranke Säuglinge … in Hungerstationen» abschoben, wo diese «unterernährt geborenen Babies, Kinder von unterernährten Müttern, so lange weiter unterernährt blieben, bis sie starben oder von ihren Eltern abgeholt wurden. Die meisten von ihnen setzten ihr Scheinleben im Waisenhaus fort.»

Von Rumänien ist bekannt, daß die forcierte industrielle Entwicklung unter dem Ceausescu-Regime zu extrem hohen Boden-, Luft- und Wasserbelastungen führte. Im April und Mai 1986 kamen noch die hohen Dosen von Radioaktivität hinzu, die das in enger geographischer Nähe zu Tschernobyl gelegene Land kontaminierten. (Einem Report der UNO zufolge war

Rumänien dem drittstärksten Fallout ausgesetzt. Kurier, Wien: 17. 2. 1990.)

Diese dreifache Belastung der rumänischen Kinder durch Unterernährung, Chemiegifte und Radioaktivität ist vergleichbar mit derjenigen der Bevölkerung von Belle Glade (siehe Kapitel *Ist Belle Glade wirklich ein «Sonderfall»?*). Dort läßt die Überflutung mit chemischen Schadstoffen die ausgemergelten Feldarbeiter und -arbeiterinnen schließlich AIDS-krank werden. Die gleichen Schäden treffen auch die rumänischen Säuglinge und Kinder, und deshalb haben sie die Immunschwäche «erworben», obwohl sie von HIV-freien Eltern stammen. Das unheilvolle Auftreten von AIDS bei den rumänischen Kindern ist daher ein noch deutlicherer Beweis als bei der Bevölkerung von Belle Glade, wie heute die unter so wechselnden Krankheitsbildern auftretende Immunschwäche «erworben» wird! Selbstverständlich ist diese AIDS-Epidemie in Rumänien identisch mit dem «Tschernobyl-AIDS» in den südöstlichen Sowjetrepubliken (siehe Kapitel *Tschernobyl – Die Situation in der Sowjetunion*).

Auch die Angabe, «mit dem AIDS-Virus» infizierte Mütter brächten häufig Kinder mit Mißbildungen (z.B. Mikrozephalie) oder «ausgeprägten Entwicklungsstörungen» zur Welt (Koch: S. 46), bietet nur eine sehr schmale Urteilsgrundlage: Zwar heißt es, die Mütter dieser Kinder gehörten nicht den Risikogruppen an, aber schon die angenommene Infektion der Embryonen «in den ersten drei Schwangerschaftsmonaten» ist lediglich eine Vermutung. Es wird nicht angegeben, ob die Kinder HIV-positiv sind oder nicht.

Die WHO berichtet, daß die Mutationsrate – d.h. der Prozentsatz von Mißbildungen bei Neugeborenen –

schon 1968/69 bei 6% lag.[125] Die höchsten Zahlen von Mißbildungen wurden dieser Studie zufolge in den Entwicklungsländern beobachtet. Bis 1977 war dieser Prozentsatz weltweit sogar auf 10,8% gestiegen (Rat für Strahlung der UNO). Insgesamt hatte sich zwischen 1956 und 1977 der Prozentsatz der defekt geborenen Kinder in den Industrieländern mehr als verdoppelt (Bertell: S. 203).

Im Jahre 1988 ist in der BRD die Zahl der mißgebildeten Kinder annähernd so hoch wie zur Zeit der Contergan-Katastrophe Anfang der 60er Jahre. Auffallend sind besonders rudimentär (verkümmert) angelegte Finger; aber auch schwerere Fehlbildungen werden beobachtet, die eine orthopädische Versorgung erfordern.[126] Leider wird nicht berichtet, ob die Kinder bzw. ihre Eltern aus industriell oder durch «Tschernobyl» radioaktiv belasteten Gegenden stammen. Die Ursachen der Mißbildungen, heißt es, seien «unbekannt» (DNÄ: 30. 8. 1988).

[125] In der ersten Hälfte dieses Jahrhunderts lag die Mutationsrate noch weit niedriger (Bertell: S. 61)!

[126] Auch Insekten und Pflanzen, die ja als «wichtige Umweltindikatoren» gelten, weisen in den letzten Jahren immer häufiger Mißbildungen auf. Dies geht u.a. aus einer eindrucksvollen Dokumentation der wissenschaftlichen Zeichnerin C. Hesse-Honegger hervor, die ihre Beobachtungen im Tessin und im schwedischen Österfärnebo nahe Uppsala (hier wurde 1986 die höchste radioaktive Belastung in Europa gemessen) aufzeichnete. Auch in der Nähe der schweizerischen Atomkraftwerke Gösgen, Beznau und Leibstadt bemerkte diese subtile Beobachterin Mißbildungen an der Insekten- und Pflanzenwelt, die sehr wahrscheinlich auf langfristige Niedrigstrahlung (siehe Kapitel *Der Petkau-Effekt*) zurückgehen (Der Gesundheitsberater, Lahnstein, Januar 1990). Inzwischen liegen mit gleichem Ergebnis Untersuchungen in der Nähe des Atomkraftwerkes Harrisburg, Three Miles (USA) und Tschernobyl vor. (Nach Tschernobyl, Verlag Lars Müller, Baden 1992)

Für eine gründliche Urteilsbildung im Einzelfall[127] wären noch viele Voraussetzungen nötig, darunter auch öffentlich zugängliche, kartographische Erhebungen, aus denen hervorgeht, in welchen Gegenden welche Belastungen vorliegen.[128] Gerade diese Forderungen werden – wie schon Anfang der 60er Jahre, so auch jetzt nach «Tschernobyl» – nicht erfüllt. Es ist jedoch mit Sicherheit davon auszugehen, daß Fehlbildungen bei Kindern zwei Ursachen haben: erstens radioaktive Belastungen (Messerschmidt) und zweitens chemische Gifte (Koch/Vahrenholz). Man kann vermuten, daß bei den mißgebildeten Kindern der Jahre nach «Tschernobyl» beide Ursachen zusammenwirken.

In Deutschland haben wir ca. 300 000 Krebskranke jährlich. Auch in diesen hohen Zahlen dürften sich beide Ursachen mit unterschiedlicher Gewichtung verbergen. Demgegenüber stehen die AIDS-Zahlen 1991 mit 1437 und 1992 mit 1012, bei 80,6 Mio. Einwohnern. Für die Schweiz mit 6,5 Mio. Einwohnern werden für den gleichen Zeitraum 459 bzw. 361 angegeben (BGA). Warum wird die AIDS-Kampagne weiterhin mit allen Mitteln der Publizistik betrieben, während der Kampf gegen den Krebs längst aufgegeben ist? Die vielen Krebstodesfälle gehören – erschreckend

---

[127] Lediglich eine einzige der mir bekannten Quellen erlaubt Rückschlüsse auf die bisher allgemein nicht erwähnten Ursachen von Mißbildungen: Ein französischer Kinderarzt aus Brasilien gibt an, daß in Sao Paulo auffallend viele mißgebildete Kinder geboren werden. Ihre Eltern wohnten in einer Gegend, die durch *chemische* Industrie besonders hoch belastet sei (DNÄ: 30. 8. 1988. Siehe auch Kapitel *Tschernobyl und AIDS – Die Situation in der BRD*).

[128] Nur für die Bereiche Schleswig-Holstein, Niedersachsen und Südbayern liegen bereits sehr genaue Radioaktivitätsatlanten vor (Lengfelder). Über industrielle Belastungen gibt es bis heute keinerlei kartographisches Material!

genug – zu unserem Alltagsleben. (vgl. Gould, «Tödliche Täuschung», S. 208)

Neue statistische Analysen von Gould

«Tödliche Täuschung Radioaktivität» ist der Titel der ersten deutschen Veröffentlichung von Gould. Dieses Buch mit seinem überwältigenden Zahlenmaterial bestätigt eine Erfahrung des täglichen Lebens: Häufiger als früher sterben junge Menschen, und häufiger als früher wird von Krebs-, Leukämietodesursachen berichtet. Dies kann Zufall oder tragisches Einzelschicksal sein. Um daraus allgemeingültige Schlußfolgerungen ziehen zu können, ist der Umgebungsradius zu klein.

Erst aus diesem erschütternden, fesselnden Buch wird deutlich, woher Goulds umfassende Kenntnisse – auch die bereits erwähnten – stammen. Er war u.a. Mitglied des wissenschaftlichen Beirats der US-Umweltschutzbehörde. Er berichtet, wie er als Privatmann in den Besitz des «sehr preiswerten» statistischen Materials der nationalen Umweltschutzbehörde, des nationalen Krebsinstitutes und des nationalen Zentralinstitutes für Gesundheitsstatistik kam. Das bedeutet, daß Gould statistisches Material über 255 Millionen Amerikaner in Händen hat. Die Geschichte, wie er in den Besitz dieses «Datenschatzes» gelangte, läßt den Europäer fast ungläubig den Kopf schütteln. So ganz anders zeigt sich Amerika: Diese «unveröffentlichten, aber politisch sensiblen Informationen» hatten «den Staat etwa 40 Milliarden Dollar gekostet.» (S. 201) Die erfaßten Daten waren von den staatlich angestellten Epidemiologen nicht aufgearbeitet worden. «Vielleicht

fürchteten sie die politischen Folgen, den Zusammenhang mit einem lokalen Umweltverstoß aufzudecken.»
Der erfahrene Statistiker Gould zeigt auf, wie sich, von
seinem Blickpunkt aus betrachtet, die Immunschwäche entwickelt hat. Im Kapitel «Überblick» heißt es:
«Man kann dieses Buch wie einen epidemiologischen
Kriminalroman lesen, in dem der Verdächtige 1986
durch Tschernobyl entlarvt und das Netz der Indizien und Beweise bis in das Jahr 1945 zurückverfolgt
wurde.» (S. 13)

Ein ganzes Kapitel ist der radioaktiven Strahlung und
AIDS gewidmet. Seit den 50er Jahren verfolgt Gould
die Sterblichkeitsrate der Amerikaner – teilweise werden diese Zahlen auch für einzelne Monate berech-
net.[129] Nicht nur in diesem Kapitel wird der Bezug
zwischen der Erhöhung der Sterblichkeitsrate und verschiedenen Reaktorunfällen in den USA hergestellt,
die jeweils eine signifikante Erhöhung ergaben. Gould
und Sternglass, die seit Jahren zusammenarbeiten,
stellten sich die Frage: Warum verdoppelten sich 1986
in den USA die Todesfälle im AIDS-Umfeld? *(siehe auch
S. 139)* Durch die diffizile Auswertung des großen
Zahlenmaterials, das Gould vorlag, werden die Ergebnisse von Sternglass/Scheer, die bereits vorher erwähnt

[129] Gould schreibt, daß kein Land Europas Statistiken für jeden
Monat anfertigt. (S. 206) Für das BGA in Deutschland kann
ich dies bestätigen.
[130] Sternglass und Gould wurden 1990 von einer Schweizer
Wählerinitiative eingeladen, die erreichen wollte, daß keine
neuen Kernkraftwerke gebaut werden und wenigstens stadt-
nahe nach und nach abgeschaltet werden. Das ist der Hintergrund des Kapitels «Tod in der Schweiz». Bekanntlich gibt
es kein Land, in dem auf so kleinem Raum so viele Atomreaktoren errichtet worden sind. Der Abbruch der Anlage
Lucens wurde wegen eines «schweren Unfalls» 1969 erforderlich (S. 178 und 190).

196

wurden, entscheidend unterstützt. Die anfänglich vorsichtige Formulierung von Sternglass, radioaktive Kleinstdosen seien ein hypothetischer Co-Faktor für AIDS, wird durch Goulds Berichte (S.109) zur Sicherheit.[130]

Die vorhin erwähnte erhöhte Todesrate der Altersgruppe zwischen 25 und 44 Jahren zeigt sich in der Schweiz, in den USA (siehe S. 166), in Frankreich und Großbritannien. Ebenso wie in den USA ergibt die Todesrate in der Schweiz Spitzenwerte nach Atombombentests, gleichgültig ob sie in den USA oder in Rußland stattfanden. «Der Fallout war stärker als in allen anderen europäischen Ländern, weil an den Alpen Regen- und Schneewolken hängenbleiben.» (S. 176) Die Todesrate der 25–44jährigen steigt zum Teil «drastisch» an, «… es wurde ein Trend umgekehrt, der seit der Jahrhundertwende Bestand hatte.» Diese Spitzenwerte wurden vor allem zwischen 1983 und 1989 erreicht, als die «Zahl der AIDS-Toten rapide zugenommen» hatte, die Todesrate steigt in den USA um 23%, in der Schweiz um 15% an (S. 185). Es trifft eben die Generation am meisten, die vor 18–20 Jahren frühkindlich oder sogar noch im Mutterleib vorgeschädigt wurde.

Wie ein roter Faden zieht sich durch das ganze Buch die große Bedeutung der gesundheitsschädigenden radioaktiven Kleinstdosen. Dieser nach seinem Entdecker genannte Petkau-Effekt wird von der offiziell geltenden Wissenschaftsmeinung nicht akzeptiert bzw. verschwiegen.[131] Doch jeder regulär arbeitende Atomreaktor gibt diese Dosen ab!

---

[131] Als Dr. Petkau von einem Journalisten um Auskunft über seine Arbeit befragt wurde, warnte ihn sein Arbeitgeber (Atomic Energy of Canada), weitere Interviews zu geben.

Die Analysen Goulds bestätigen die statistischen Erhebungen von Mehring *(siehe. S. 105 ff, S. 140)*; ebenso seine Beobachtungen an Blutbildern und meine eigenen – eine bedrückende Erkenntnis.[132] Unbegreiflich ist, daß Untersuchungen an 20 Millionen Fällen, die bereits 1965 die gefährlichen Einwirkungen radioaktiver Kleinstdosen bewiesen, spurlos am Bewußtsein der Wissenschaftler, infolgedessen auch an der Öffentlichkeit vorübergegangen sind.

Niemand hat dieses über zehn Jahre gesammelte Material aufgearbeitet. Noch weit schlimmer ist: Diese Arbeiten sind heute fast unauffindbar.

Rebellion gegen einen Irrtum

Was ist nun mit und um Duesberg in der Zwischenzeit geschehen?

Seit der denkwürdigen Konferenz 1988 in Washington ist Duesberg ein Ausgestoßener, es herrscht Pogromstimmung gegen ihn. Er wird zu keiner Konferenz mehr eingeladen, seine Arbeiten werden nicht zitiert, seine Forschungsgelder werden gestrichen. Nun arbeitet Duesberg auf eigene Kosten. Damit dürfte er der einzige Virologe sein, der an dem großen Geschäft AIDS nicht teilnimmt. Obwohl er als Angehöriger der National Academy of Sciences (Wissenschaftsakademie) der USA das Privileg hat, seine Artikel ohne redaktionelle Überprüfung zu veröffentlichen, werden sie (sogar) zurückgewiesen.

---

[132] Im Anhang dieses Buches findet der Leser die Besprechung einer Statistik von M. G. Koch, die die Entwicklung der Immunschwäche-Krankheit AIDS in den USA zum Gegenstand hat.

Warum wird auf den früher so hoch Geachteten nicht gehört? Etwa Anfang der siebziger Jahre entkräftete er die Virustheorie des Karzinoms. Sein Hauptargument: Viren können Begleiterscheinungen einer Krankheit sein, doch ist ihr Auftreten noch kein Beweis dafür, daß sie die Krankheit verursachen (Gallo/Duesberg, S. 57). Für den jungen, originellen, querdenkenden Virologen begann mit diesen kritischen Arbeiten sein Aufstieg zum anerkannten Wissenschaftler. Die damalige Situation gleicht mit einem Unterschied genau der heutigen. Duesberg erklärte, der erste virusfreie Karzinomfall würde die Virustheorie zunichte machen. Tatsächlich brauchte man auf diesen ersten Fall gar nicht lange zu warten. Ebenso argumentiert Duesberg seit Jahren: Der erste HIV-freie AIDS-Fall wird die AIDS-Theorie zunichte machen, HIV ist nur Begleiterscheinung, nicht aber Ursache von AIDS. Der Unterschied: Vor 25 Jahren wurde Duesberg durch seine unabhängige Haltung berühmt, heute dagegen umgibt ihn eine Mauer von Ablehnung dogmatisch Denkender, die scheinbar unbeeindruckt, trotz vieler Widersprüche, an der HIV-AIDS-Theorie festhalten.[133] Wäre es so abwegig, auch jetzt auf seine Stimme im undurchsichtigen Dschungel der HIV/AIDS-Hypothese zu hören?

Noch einmal gelingt es Duesberg, sich in dem bekannten Wissenschaftsblatt Nature (vol 358, 2. 7. 1992, S. 10) gegen den direkten Vorwurf zu verteidigen, AIDS mißzuverstehen, und gegen den indirekten Vor-

[133] Maddox (Herausgeber von Nature) bedauert, daß man Duesbergs Thesen nicht mehr Bedeutung zugemessen hat. «Müssen wir doch selbst zugeben, daß unsere Meinung vor wenigen Jahren Kindermärchen glich, denn die Entstehung von AIDS ist viel komplizierter.» (Science, Vol. 254, 18. 10. 91, S. 376)

wurf, sich zu bereichern. Die vorhin genannten Repressalien gegen ihn beweisen die Richtigkeit seiner abschließenden Worte: «... das ist der höchste Preis, den ein Experimentalforscher für seine Überzeugung bezahlen kann.»

In den Jahren nach 1988 hat sich die Stimmung unter den führenden Virologen verdüstert. Ein offener Kampf zwischen dem Hardliner, dem amerikanischen Virologen Gallo[134], und dem französischen Entdecker von HIV ist ausgebrochen. Gallo, der vor seinem Besuch in Paris nur Vorstadien von HIV gezüchtet hatte, zauberte, nachdem er von Montagnier HIV-Stämme zur Verfügung gestellt bekommen hatte, nun HIV-Züchtungen im eigenen Labor hervor. In einem folgenden Prozeß geht es um hohe Lizenzsummen für die Beteiligung an den AIDS-Tests, Frankreich fordert jährlich 120 Millionen Dollar als Entschädigung.

Anfang der 80er Jahre lag der Schock über die neu aufgetretene Krankheit lähmend über der AIDS-Szene. Die allzu rasch konzipierte Theorie über Ursache und Wesen der Immunschwäche war noch übermächtig. Im Lauf der Jahre begannen Ärzte und Wissenschaftler nachzudenken und stellten fest, daß ihre Beobachtungen nicht mit der mit großer Publicity verbreiteten Theorie übereinstimmten. In der ganzen westlichen Welt meldeten sich immer mehr kritische Stimmen zu Wort. So kam es im Mai 1992 in Amsterdam zu einer dreitägigen, von Tausenden besuchten Konferenz[135]: «AIDS – a different view» (AIDS – eine andere Sicht»). Es wird eine bunte Palette geboten.

[134] Er ist Chef des Labors «Tumor Zellbiologie» im nationalen Krebsforschungsinstitut USA Bethesda Maryland.
[135] Die Tagung wurde von einer Stiftung «Alternative AIDS-Forschung» organisiert und finanziell von der holländischen Regierung unterstützt.

Unterschiedliche Lösungen werden angeboten, Schicksale der Betroffenen werden erzählt, vor allem wird scharfe Kritik an der herrschenden AIDS-Theorie geübt und am mörderischen «Heilmittel» AZT.

Gallo bleibt fern, Montagnier[136] vertritt nun eine weit mildere These und meint: «HIV allein kann nicht Ursache für AIDS sein, sondern es müssen Co-Faktoren eine Rolle spielen.»

Der Kondomstreit

Da auch einige konservativ Denkende an der Konferenz teilnehmen, wird Duesberg heftig angegriffen. Treffen seine Argumente allzusehr den Kern des Problems? Nur unsicher gewordene Gegner versuchen persönliche Attacken. Zwei Aufrufe – pro und contra Kondome – zeigen die emotional aufgeheizte Stimmung. Der erste – unterschrieben von neun empörten Teilnehmern[137]: Die abscheuliche (outrageous) Auffassung Duesbergs, Safer Sex würde AIDS nicht eindämmen, könne Menschen töten. Was auch immer die Ursache der Immunschwächekrankheit sein mag, sie proklamieren als beste Waffe gegen AIDS: Verwendet Kondome!

Der zweite Aufruf wurde von elf Teilnehmern unterschrieben, die Duesberg in Schutz nehmen und sein Recht auf freie Meinungsäußerung fordern. Duesberg vertritt den Standpunkt, daß Kondome sinnvoll seien

---

[136] 1990 auf der AIDS-Konferenz in San Francisco sprach er sogar von HIV-freien AIDS-Fällen (New York native, 15. 6. 1992, S. 18).
[137] Teils sind es aus der AIDS-Literatur bekannte Autoren.

zur Verhütung venerischer Krankheiten (Geschlechts-krankheiten) und zur Schwangerschaftsverhütung. Wären Kondome so entscheidend im Kampf gegen AIDS, hätte der Erfolg größer sein müssen. Duesbergs Argumente sind:

1. Wieso tritt eine geschlechtlich übertragbare Krankheit zu 90% bei Männern auf?
2. Um HIV zu übertragen, sind durchschnittlich 1000 Sexualkontakte mit HIV-Positiven erforderlich, d.h. ein amerikanischer HIV-positiver Teenager müßte absurderweise 250 000 Kontakte gehabt haben, da nur jeder 250. US-Amerikaner HIV-Träger ist. Demnach kann HIV praktisch nur während der Schwangerschaft übertragen werden.
3. Die Geschlechtskrankheiten haben in den letzten Jahren zugenommen, also müßte auch AIDS zugenommen haben.

Und warum tritt bei 80% der Drogenabhängigen AIDS auf? Seit in den USA getestet wurde, lag die Zahl der HIV-Positiven bei einer Million, d.h. bei 0,4% der Bevölkerung. Diese Zahl ist seit 1985 konstant. Ob es nicht, ehe entsprechende Untersuchungsmethoden zur Verfügung standen, genauso war? Wenn ein neuer Stern entdeckt wird, so ist er nicht neu, sondern nur die Teleskope sind schärfer, deshalb wird der Stern erst jetzt entdeckt. Ebenso ist HIV alt und wird erst jetzt entdeckt.[138]

---

[138] Wenn HIV bzw. AIDS durch Sexualkontakte übertragen würde, wieso ist HIV dann nicht in der Vagina bzw. der männlichen oder weiblichen Harnröhre zu finden? Außer der Stelle bei M. G. Koch (siehe S. 14) ist mir aus der vorliegenden Literatur keine entsprechende Angabe bekannt.

Die Amsterdamer Konferenz 1992
im Spiegel der Presse

Wir verlassen nun die turbulente Amsterdamer Konferenz, die ein vielfältiges Echo in der westlichen Presse fand. Aber auch neue Bücher über AIDS entstanden. Erleichtert berichten Journalisten über die nun endlich gebotene Möglichkeit, neu über das Phänomen AIDS berichten zu können. Auf der anderen Seite haben sich die Gegensätze verschärft, wie ein Interview aus «Sunday Times», 24. Mai 1992, zeigt.

Ein Hautarzt, Dr. Joseph Sonnabend aus New York, der seit Jahren als kritischer Beurteiler der offiziell vertretenen AIDS-Hypothese bekannt ist, prangert vor allem die Theorie der Alleinschuld von HIV an. «Wir wissen zwar sehr viel über das Virus, aber fast nichts über die Entstehung von AIDS. Der von Anfang an bestehende Dogmatismus und die Engstirnigkeit (closed-mindedness) haben verhindert, aussichtsreiche Untersuchungswege zu beschreiten – in der Tat kann dies Tausende von Leben gekostet haben.»[139] Gallo meint, es sei einleuchtend, daß Co-Faktoren eine gewisse Rolle spielen mögen bei der Ausbreitung von AIDS. Aber: «HIV als primäre Ursache zu leugnen, war 1984 eine Selbsttäuschung (self-deluding). 1992 ist es ein Aufruf, ins finstere Mittelalter zurückzukehren.»

John Lauritsen, ein New Yorker Journalist, der seit Jahren kritische Nachforschungen und Analysen der AIDS-Szene verfaßt, ist auch Autor von: «Poison by prescription: the AZT story» (Gift auf Rezept: die AZT

---

[139] Sonnabend hat den Aufruf gegen Duesberg im Kondomstreit unterschrieben. Ein anderer, Jeffrey Leiphart, klinischer Direktor des Center of Social Services in St. Diego, USA, hat beide unterschrieben!

story, Pagan Press, 1990). Wenn der Leser sich die Argumente, die hier auf *Seite 185* gegen AIDS als Geschlechtskrankheit vorgebracht sind, anschaut, dann hat er Lauritsens Auffassung von 1992 vor Augen. Allerdings mit dem Unterschied, daß Lauritsens Formulierungen weit schärfer sind und er seine Angriffe gezielt auf das hoch toxische AZT richtet. AZT ist als Karcinogen bekannt und wird bereits Menschen gegeben, die gar nicht krank sind, sondern nur «harmlose HIV-Antikörper» in ihrem Blut haben. Diesen relativ jungen Menschen ist in wenigen Jahren durch AZT der Tod sicher. Über 100 000 benutzen laufend AZT, über 20 000 ddI. *(siehe S. 86)* Diese Riesentragödie mag den Ausdruck rechtfertigen: PHARMACOGENIC MANSLAUGHTER (Pharmakologisch verursachter Totschlag). So hart diese Worte auch klingen, so sind sie doch überzeugend. Schon auf der Packungsanweisung von AZT machte die Firma selbst vor Jahren *(siehe S. 29)* auf die schweren «Nebenwirkungen» aufmerksam. Zu den dort beschriebenen AZT-Folgen nennt Lauritsen zusätzlich als akute Folgen: Muskelerkrankungen, heftige Kopfschmerzen, Leber-, Nieren- und Nervenschäden. Die langfristigen toxischen Wirkungen sind unbekannt. Im einzelnen analysiert er die «betrügerischen» Versuche der Herstellerfirma (Wellcome) und brandmarkt die AZT-Untersucher als Betrüger.

Ebenso bringt Root-Bernstein, Prof. für Physiologie an der Michigan Universität, USA, Teilaspekte des Duesbergschen Konzeptes. In einer Zeitschrift (Rethinking AIDS, Vol 1, Nr. 2, Aug. 1992) weist er auf eigene und andere Veröffentlichungen hin, die HIV-freie AIDS-Fälle seit 1986 beschreiben (1990 Per. Biol. Med. 33: 480). Außerdem sind in der Literatur bis 1872 zurückgehend gleiche Krankheitsbilder beschrieben worden, die heute von CDC als AIDS definiert würden. 1989 berichtete CDC, daß 5% aller amerikanischen AIDS-Patienten, die auf HIV getestet wurden, HIV-negativ waren. Seine Schlußfolgerung ist: Also kann HIV nicht die Ursache von AIDS sein. «Es ist sehr viel wahrscheinlicher, daß die HIV-freien AIDS-Fälle auf bekannte Ursachen der Immunsuppression zurückzuführen sind, die aber bisher von den offiziellen Forschern in ihrer Gewichtung nicht beachtet worden sind. Auch ist unwahrscheinlich, daß, wie neuerdings behauptet wird, AIDS-Fälle durch ein neues, dem HIV verwandtes Virus hervorgerufen würden. Sollte weltweit in den Labors dieses neue HIV übersehen worden sein?»

HIV: seine tatsächliche Bedeutung

1992 kommt in einer englischen (nicht amerikanischen) Wissenschaftszeitung Pharmac, Ther. (Vol. 55, pp. 201–277, 1992) eine Arbeit Duesbergs heraus. Der Titel «AIDS acquired by drug consumption and other noncontagious risk factors» (AIDS, erworben durch Drogenkonsum und andere nicht ansteckende Risikofaktoren). Diese Veröffentlichung im Großformat mit 520 Literaturangaben müßte als Buch bezeichnet werden.[140] Es ist fast unmöglich, das Wichtigste aus einer umfassenden, detaillierten, wissenschaftlichen Arbeit in wenigen Worten verständlich zu machen, deshalb mögen Autor und Leser nachsichtig sein, wenn ich es trotzdem versuche. Duesbergs scharfe Kritik ist gewürzt mit

[140] Eine dem Inhalt nach ähnliche, kleinere Arbeit ist auf deutsch in AIDS-Forschung, Juni 1991 (Verlag R. S. Schulz, Starnberg) erschienen.

Humor und Ironie, die Lektüre wird auch zu einem unterhaltsamen Unternehmen.

Einige seiner Argumente kennen wir bereits aus der Auseinandersetzung von 1988 *(siehe S. 49, Washington-Konferenz)*. Damals hatte er sich aus der Gruppe der Insider herausgelöst und begann seinen Weg als Einzelgänger «aus Verantwortung». Inzwischen haben sich ihm eine Reihe aufmerksamer und kritischer Beobachter zugesellt.

Zu Beginn wird zurückgeblendet auf das Jahr 1984, als auf einer Pressekonferenz des amerikanischen Gesundheitsministeriums in Gegenwart des Virologen Gallo festgestellt wird: AIDS ist eine durch sexuelle Kontakte übertragbare Krankheit, ausgelöst durch ein Retrovirus. Dies wird behauptet, ehe irgendeine wissenschaftliche Untersuchung vorliegt. Trotzdem wird sofort ein Test zum Nachweis der Antikörper gegen HIV patentiert.[141] Anschließend greift Duesberg einige der offiziellen Voraussagen, die sich überhaupt nicht erfüllt haben, heraus: In zwei Jahren wäre ein Impfstoff entwickelt, und es würde eine explosionsartige Ausbreitung von AIDS innerhalb der amerikanischen Bevölkerung erfolgen. Rückblickend hat sich jedoch seit 1992 gezeigt, daß diese Explosion nicht in den USA, sondern im Südosten Asiens und in Thailand stattfand (siehe Untersuchungen Sternglass, S. 54). Das Gros der amerikanischen und europäischen Bevölkerung wurde vor AIDS bewahrt. Die «Explosion» in den USA fand in der Gruppe intravenös spritzender Drogenab-

---

[141] Duesberg rechnet die jährlichen Kosten für die öffentliche Hand aus; sie belaufen sich auf ca. 9 Milliarden – seit wann diese Kosten entstanden sind, wird nicht angegeben. Darin enthalten sind auch die Kosten für HIV-infizierte Schimpansen – pro Tier 40–50 000 Dollar –, die heute immer noch gesund sind.

hängiger, männlicher Homosexueller, die Aphrodisiaka, Poppers etc. konsumieren und wechselnde sexuelle Partner haben, statt.

Die Zahl der amerikanischen HIV-Positiven ist – seitdem getestet wird – konstant bei einer Million geblieben. War es vorher wirklich anders? Waren es nur die feineren diagnostischen Möglichkeiten, die HIV erst entdeckten und zu dem Irrtum führten: Erst kam HIV und dann kam AIDS? Duesberg fährt fort: «HIV ging AIDS voraus, ironischerweise ist dies wahrer, als die Befürworter der HIV-AIDS-These erwartet haben.»

Von dieser einen Million Amerikaner entwickeln jährlich 3–4% AIDS, von den Europäern 3%. Demgemäß müßten 50% der HIV-infizierten Amerikaner bzw. Europäer 12–16 Jahre warten, 100% müßten sogar 24–33 Jahre warten, bis sie AIDS-krank würden. Gewiß gibt es während dieser Zeit viele Ursachen, AIDS-krank zu werden.

HIV ist offensichtlich spezifisch für bestimmte Bevölkerungen. Nur 0,3% der infizierten Afrikaner «erwerben» AIDS. Bis 100% an AIDS erkrankt wären, würde es 300 Jahre dauern. Es ist nicht ersichtlich, ob die Diagnose AIDS bei HIV-Positiven oder -Negativen gestellt wird. Zudem werden Krankheiten, die in Afrika endemisch – also alt sind – heute AIDS zugerechnet *(siehe Fußnote S. 57, Sternglass/Gould)*. Neue Studien dokumentieren, daß nur 2168 von 4383 (49,5%) afrikanischen AIDS-Patienten mit solchen typischen Krankheiten, die alle die heutige Definition erfüllen, HIV-positiv waren.

1990 wurden in der früheren UdSSR AIDS-Tests an 20,2 Millionen, 1991 an 29,4 Millionen Menschen durchgeführt; davon waren 112 bzw. 66 HIV-positiv (Die Russen haben «Tschernobyl-AIDS»! d. Verf.).

Duesberg führt 334 HIV-freie Hämophile mit AIDS

auf. Die von mir auf Seite 170 vertretene Auffassung wird von ihm, auch von anderen Autoren, geteilt. Duesberg gibt zusätzlich umfangreiche Literatur an.

Entgegen dem bombastisch aufgemachten Skandal um die HIV-infizierten Blutkonserven haben statistische Untersuchungen ergeben, daß die Todesrate bei HIV-positiven und -negativen Blutempfängern gleich ist. Diese schwerkranken Patienten sterben an ihrer Grundkrankheit und den «therapeutischen» Maßnahmen, und nicht an HIV.

Ausführlich werden Fälle von drogenabhängigen AIDS-Kranken behandelt. Für die Erkrankung ist nicht entscheidend, ob Drogenabhängige HIV-positiv sind oder schmutzige Nadeln benutzen, im Gegenteil, der Drogenkonsum allein ist ausreichend. Es sind 444 HIV-freie AIDS-Fälle von intravenös spritzenden Drogenabhängigen bekannt. Die Zahl der Kaposi-Sarkome ist, seitdem bestimmte Poppers unmodern geworden sind, stark rückläufig. *(siehe S. 35 ff)*

Seit Jahren führt Duesberg immer wieder an, daß entgegen offiziellen Behauptungen *(siehe auch S. 19)* gerade im erkrankten Gewebe von AIDS-Patienten HIV nicht auffindbar ist.[142] «HIV ist überhaupt schlafend und inaktiv.» Wie kann es, durch Antikörper über Jahre inaktiviert, die erworbene Immunschwäche verursachen? Die übermäßig langen Latenzzeiten sind ein statistischer Trick. Wie kann ein schlafendes Virus eine schwere Krankheit bewirken?

Kurz soll noch über die berühmt gewordene Geschichte der 22jährigen Kimberly Bergalis berichtet werden, die Duesberg unter «anekdotische» Berichte einreiht.

---

[142] Beispielsweise bei der Tuberkulose ist speziell das primär befallene Gewebe überflutet von Erregern, dem Tuberkel-Bazillus (d. Verf.).

Auch über unsere Bildschirme flimmerte die tragische Geschichte, die Presse machte das erschütternde Schicksal groß auf, vor allem wurde die Übertragungsgefahr von HIV herausgestellt. Folgendes trug sich zu: Kimberly Bergalis wurden zwei Backenzähne extrahiert. Kurz darauf hatte sie einen Pilzbefall (Candida, gilt als Zeichen hoher AIDS-Gefahr). Danach trat eine Lungenentzündung auf, deren Art nie AIDS zugerechnet wurde und rasch vorüberging. Als der Zahnarzt preisgab, er sei homosexuell und AIDS-krank, wurde bei der Patientin ein HIV-Test durchgeführt, der positiv ausfiel.[143] Sie gehörte keiner Risikogruppe an und hatte noch nie Geschlechtsverkehr gehabt. Trotzdem entschied CDC, es habe eine Infektion durch den Zahnarzt stattgefunden. Die Patientin wurde mit AZT behandelt und starb ca. zwei Jahre nach der Extraktion an Symptomen, die als AZT-«Nebenwirkungen» bekannt sind. Der Zahnarzt mußte eine Million Dollar Schadenersatz leisten. Duesberg fragt, ob es nicht richtiger gewesen wäre, die mit AZT behandelnden Ärzte zahlen zu lassen.[144]

Wie wäre in diesem Fall eine Übertragung möglich gewesen? Laut Definition ist AIDS eine durch Sexualkontakte übertragbare Krankheit, aber das Mädchen hatte ja nie … War Kimberly Bergalis unter den Einwirkungen von AZT gestorben? «Um diesen Schluß ziehen zu können, ob andere Todesursachen vorlagen, müßten ganz genaue Untersuchungen stattfinden über die Todesfälle von Frauen mit Pilzinfektion, mit oder ohne Antikörper gegen HIV, auch mit bzw. ohne AZT-

[143] In dieser Arbeit weist Duesberg darauf hin, daß sich Pflegepersonal von AIDS-Kranken noch nie nachweisbar «angesteckt» habe.
[144] Im Passus über AZT schreibt Duesberg: AZT tötet Lymphozyten, HIV laut Theorie auch. Warum tötet man sie zweimal?

Behandlung. Bevor diese Studien nicht vorliegen, ist die Annahme, der Tod dieser Patientin sei durch HIV verursacht, eine reine Spekulation.»

Duesberg ist – mit Recht – der Auffassung: AIDS ist ein Sammelbegriff für 25 altbekannte, nicht miteinander in Beziehung stehende Krankheiten: AIDS-Schwindsucht, Kaposi, Demenz, Parasiten etc. (die weiteren Krankheiten aufzuführen würde allzusehr in medizinische Einzelheiten führen).

Ganz gewiß sind ungezählte Umweltgifte, auch Medikamente, heute Krankheitsursachen – sie zu brandmarken gilt als trivial und ist kommerziell unattraktiv. Dagegen sind Impfstoffe oder obligatorische Tests für 12 Millionen Blutspender (die Zahl gilt für die USA) ein sehr einträgliches Geschäft.

Alle Argumente Duesbergs unterhöhlen die offiziell propagierte HIV-AIDS-These. Vollends unhaltbar wird sie angesichts der inzwischen registrierten Anzahl HIV-freier AIDS-Kranker.

Duesberg zählt für die USA auf:
– 334 Hämophile,
– 225 männliche Homosexuelle,
– 444 iv-Drogensüchtige,
– 183 meist männliche Tuberkulöse in Florida.

Hinzu kommen 2466 HIV-freie, an AIDS erkrankte Afrikaner, das ergibt bis heute über 3600 bekannte HIV-freie AIDS-Fälle.[145] Damit ist das Dogma, HIV verursache AIDS, endgültig durchbrochen.

---

[145] Die Quellen für die einzelnen Gruppen werden in dieser Arbeit von Duesberg aufgeführt.

Die reduktionistische Sprache

Für den Laien und selbst für den Arzt ist es außerordentlich schwierig, sich aufgrund der Publikationen in den Medien, in der populär-wissenschaftlichen wie auch in der medizinischen und virologischen Spezial-Literatur ein anderes als das im ersten Teil dieses Buches dargestellte Bild der Krankheit AIDS zu machen. Und für denjenigen, der diesen Versuch dennoch unternimmt, erscheint es zunächst so, als liege ein dichter Schleier aus wohlbegründeten, zwingenden Deutungen über diesem ganzen Komplex.

Die Ursachen hierfür liegen in erster Linie in einer reduktionistisch vorgehenden wissenschaftlichen Denkweise, der es zur Gewohnheit geworden ist, ihre Theorien am Prinzip des Billardspiels zu orientieren, für dessen Erklärung «die einfachsten physikalischen Begründungen» (Ravetz: S. 375) von Ursache und Wirkung ausreichen. So konnte es dazu kommen, daß dieses Denken der ihm angemessensten Deutung der Krankheit AIDS als Infektionskrankheit den Vorzug gab; und so konnte es auch dazu kommen, daß es der simplifizierenden «Erreger»-Theorie folgte, ohne die vielfältigen komplizierten und komplexen Verflechtungen im Immungeschehen und mögliche Schädigungen dieses Geschehens zu berücksichtigen.

Längst hat sich diese Denkweise auch ihre eigene Sprache und damit «Wirklichkeiten» geschaffen, die ihr entsprechen. Jedem Laien geht heute das Wort «Erreger» selbstverständlich über die Lippen, jeder

Mediziner kennt «Opportunisten», die «warten» (Koch: S. 10) und jeder Virologe Viren, die genetische «Information erkennen» bzw. «decodieren», aber auch «getäuscht» werden können. «Killer-Zellen» haben schon längst ihren festen Platz in der Literatur über AIDS, und jüngst hat sich noch die Neubildung von der Immun-«Kompetenz» des Organismus in die – beliebig fortsetzbare – Reihe eingeschlichen.

Allen diesen «Sprachschöpfungen» liegen unausgesprochen anthropomorphisierende (vermenschlichende) Deutungen, Vor-Urteile zugrunde, die den dargestellten «Wirklichkeiten» zugeschrieben werden. Oftmals sind es nicht gerade die besten menschlichen Eigenschaften, die den Lebewesen aus der Mikrobenwelt da zugeordnet werden – bedenklicher aber ist es, daß sie mit den Mitteln der Sprache auf die gleiche Stufe gehoben werden wie der Mensch. Jeder, der sich unreflektiert dieser Wörter bedient oder auch nur passiv mit ihnen «bedient» wird, muß der suggestiven Kraft solcher Wörter und den mit ihnen suggerierten «Wirklichkeiten» Glauben schenken – wenn nicht eines Tages, wie in Andersens Märchen «Des Kaisers neue Kleider» ein Kind kommt und die Irregeführten erkennen lehrt, daß der Kaiser ja gar keine Kleider anhat!

Sind die anthropomorphistischen «Wortschöpfungen» schon recht fragwürdig, so ist es die Tendenz zu Abkürzungen noch weit mehr. Mit dem Wort «Erreger» zum Beispiel verbinden wir noch die Idee des Hervorrufens, Hervorlockens, Reizens. Welche «Idee» verbindet sich nun aber z.B. mit den «Wörtern» AIDS und HIV? Wer denkt hierbei wirklich immer daran, daß sie aus den Anfangsbuchstaben von vier bzw. drei Wörtern zusammengesetzt sind? Und wer macht sich jederzeit klar, was diese Wörter *bedeuten?*[146] Diese «Wörter» sind leere Worthülsen, Un-Wörter, die jederzeit nach Belieben «gefüllt» werden können. Dies sei an zwei Beispielen erläutert, von denen eines aus einer medizinischen Publikation, das andere aus einer Leserzuschrift an eine Tageszeitung stammt.

In einer ärztlichen Zeitschrift (DNÄ: 2. 8. 1988) wird von einer Zytostatika-Behandlung bösartiger Tumoren bei Kindern berichtet und auf die – heute anerkannte – Tatsache verwiesen, daß die Kinder als Folge dieser Behandlung einen iatrogenen Immundefekt erwerben. Dann wird mitgeteilt, daß zu dieser erworbenen Immunschwäche in den letzten Jahren «AIDS hinzukommt». Kommt AIDS wirklich *hinzu?* Heißt dieser Satz nicht lediglich, daß zu einer erworbenen Immunschwäche ein Erworbenes Immunschwäche-Syndrom hinzukommt? Was ändert sich dadurch, daß der Tatbestand einmal auf deutsch und einmal in der englischen Abkürzung erscheint? Besteht wirklich ein Unterschied zwischen der ersten – iatrogen bedingten – Immunschwäche und der zweiten? Die Ursache der ersten ist bekannt – und woher kommt die «in den letzten Jahren» aufgetretene zweite? Verfällt nicht auch der Autor dieser Zeilen der Suggestion der Wörter, die die Tatsache verschleiern, daß die zweite Immunschwäche identisch ist mit der ersten?

Welche Schwierigkeiten dann erst der Laie hat, mit dem «Unwort» AIDS deutliche, klar strukturierte Vorstellungen zu verbinden, zeigt sich – das Beispiel ist willkürlich herausgegriffen – in dem folgenden Zitat aus einem – im übrigen recht einsichtigen – Leserbrief an eine Tageszeitung. Hier heißt es: «... bei durch

---

[146] Beim HIV-Text kommt die Tatsachen verdrehende Deutung hinzu.

AIDS zerstörtem Immunsystem wirken die gleichen Infektionen tödlich …» (BZ: 20. 12. 1988). Herrscht hier nicht die gleiche Sprach- und in ihrer Folge Denk-Verwirrung wie in dem ersten Beispiel? AIDS zerstört nicht das Immunsystem, sondern die Zerstörung des Immunsystems tritt durch die Krankheit AIDS in Erscheinung.

Dem Laien sind solche Sprach- und Denkfehler nicht anzulasten: Er kann nur wiederholen, was Fachleute ihm berichten.

Dieses Buch kann lediglich ein Beitrag zur Urteilsbildung sein, jenen fast undurchdringlichen Schleier aus Einseitigkeiten, Vor- und Fehlurteilen zu durchdringen. Der einzelne mag auf Grund seiner Einsichten entscheiden, welche Konsequenzen er aus dem Berichteten zu ziehen vermag. Sicherlich führen die eingeengte Sichtweise und die Ansammlung einer Flut von Einzelwissen dazu, den Charakter des Immunschwächesyndroms AIDS in dichtem Nebel verschwinden zu lassen. Erst im Schutz dieser dann verknappten Denkart war es möglich, jenen leider wirkungsstarken Wall aus Irreführungen und Verschleierungen hochzuziehen. So brauchen wir nicht noch mehr an *Wissen,* sondern ein Mehr an *Gewissen.* Das tut not!

Anhang

Zur neuen AIDS-Definition (aus L'Age-Stehr und Helm: AIDS und die Vorstadien, Aktuelles Juli-Oktober '91, S. 8/9):

«Die im Europäischen Zentrum für das epidemiologische Monitoring von AIDS zusammengeschlossenen Länder haben sich nach eingehender Diskussion des CDC-Vorschlags dafür entschieden, auf eine entsprechende Ausweitung der Falldefinition in Europa aus folgenden Gründen zu verzichten:

- In Europa ist der Zugang zu medizinischen Versorgungseinrichtungen und Behandlungsmöglichkeiten im wesentlichen von der AIDS-Falldefinition unabhängig.

- Die bisher gültige Falldefinition basiert auf Erkrankungen, welche den Gesundheitszustand der Patienten ernsthaft beeinträchtigen. Die überwältigende Mehrheit der Patienten wird daher in Kontakt mit dem medizinischen Versorgungssystem treten und wird als AIDS-Fall diagnostiziert werden. Dies bietet die Möglichkeit, die Vollständigkeit der Fallmeldungen zu ermessen.

- Im Gegensatz dazu wird eine Falldefinition auf der Basis der CD4-Zellzahl von der Durchführung eines HIV-Tests und dem regelmäßigen Monitoring infizierter Personen abhängig. Obwohl also die vorgeschlagene Neudefinition die Zahl der zu meldenden Fälle wesentlich erhöhen wird[147], wird es unmöglich sein, die Vollständigkeit der Meldungen abzuschätzen.

- Personen, die leichter eine Lymphozyten-Phänotypisierung durchführen lassen können, werden bei Anwendung der vorgeschlagenen Neudefinition überrepräsentiert sein. Ergebnis könnte eine verzerrte Widerspiegelung des Anteils verschiedener Risikogruppen an der Epidemie sein. Die Interpretation von Trends wird schwieriger, da die Zahlen von schwer erfaßbaren zusätzlichen Variablen abhängig werden, und eine Verknüpfung der Daten der bisher gültigen Definition mit den neuen Daten ist kaum möglich.

- Durch die vorgeschlagene Neudefinition werden auch symptomlose HIV-infizierte Personen als AIDS-Kranke diagnostiziert. Dies könnte unerwünschte psychologische und soziale Auswirkungen auf das Individuum zur Folge haben.

- Die CD4-Zellzahlbestimmung ist schlecht standardisiert und individuellen sowie laborbedingten Schwankungen unterworfen.

Zwar sind sich auch die Europäer darüber im klaren, daß die Überwachung durch die AIDS-Fallzahlen noch kein exaktes Bild der ablaufenden Epidemie bietet und daß ein Monitoring von CD4-Zellen einen wesent-

[147] Kurz vorher heißt es: «Bei Anwendung der neuen Falldefinition könnte sich die Zahl der unter die Definition fallenden Personen auf einen Schlag verdoppeln bis verdreifachen.»

lichen Parameter für die klinische Betreuung darstellt, sie wollen aber aus den angeführten Gründen die bisherige Falldefinition beibehalten.

Diese Entscheidung bedeutet, daß AIDS-Fälle (bei Erwachsenen) weltweit in Zukunft nach vier verschiedenen Definitionen erfaßt werden: drei auf dem klinischen Erscheinungsbild beruhende Definitionen (Bangui-Definition in Afrika, Caracas-Definition in Lateinamerika und bisherige WHO/CDC-Definition in Europa) und eine auf einem Laborparameter beruhende Definition in den USA. Für vergleichende Untersuchungen dürfte dies erhebliche Probleme verursachen.»

Anmerkungen zum Blutbild des Menschen

Die folgenden kurzen Ausführungen sollen die medizinischen Laien unter den Lesern über die gängigen Verfahren der Blutbildbestimmung orientieren. Sie zeigen ebenfalls, daß Blutbildbefunde Rückschlüsse auf die Reaktionsfähigkeit des menschlichen Immunsystems ermöglichen.

Es gibt verschiedene Methoden der Blutbildbestimmung[148]:

1. Die sogenannte klassische Blutbildbestimmung war bis in die 70er Jahre hinein üblich. Da diese Methode

[148] Es werden einige Tropfen Blut ohne chemische Zusätze auf ein normiertes Glasplättchen ausgestrichen, luftgetrocknet und dann mit verschiedenen Farblösungen gefärbt. Dann wird das getrocknete und gefärbte Präparat unter dem Mikroskop angesehen und die Blutzellen werden ausgezählt.

zeitaufwendig ist und geschulte Laboranten erfordert, ist sie heute meist nur in den Spezialabteilungen der großen Kliniken für Blutkranke üblich.

2. Für Routine-Blutuntersuchungen wird heute fast nur die Computerauszählung angewandt. Zwar ist der Anschaffungspreis des Computers von ca. einer Million DM relativ hoch, dafür kann aber pro Minute ein Blutbild ausgezählt werden. Feinheiten dagegen, Anzeichen für schleichend beginnende Krankheitsprozesse, werden mit dieser Technik meist nicht registriert. Der wichtigste Einwand gegen diese Methode aber ist, daß der Computer niemals z.B. Formveränderungen der Zellen angeben kann, die nicht vorher einprogrammiert worden sind. Nach den Bomben auf Hiroshima und Nagasaki etwa traten bestimmte neuartige Formveränderungen auf – nie hätte ein Computer sie wahrnehmen können!

Als erstes, einfach nachweisbares Zeichen einer beginnenden Immunschwäche ist die absinkende Zahl der weißen Blutzellen, der Leukozyten (deren Normalwert 6000–8000/mm^3 ist), anzusehen. Als Leukozyten bezeichnet man verschiedene Arten von weißen Blutzellen, die verschiedene Ursprungsorte haben: Die einen entstammen dem Knochenmark (Granulozyten), die anderen u.a. dem gesamten Lymphsystem, z.B. den Lymphdrüsen des Darms und des Rachens. Alle diese Zellen reagieren unterschiedlich ausgeprägt auf Schädigungen des Immunsystems, indem ihre Zahl absinkt (im Anfangsstadium von AIDS auf ca. 4000/mm^3).

Bei ausgeprägterer Schwäche des Immunsystems vermindert sich auch eine andere Art der weißen Blutzellen, die Lymphozyten (Lymphopenie). Bei AIDS ist ihre Zahl erheblich reduziert (400, entsprechender

Normalwert: zwischen 1500 und 2000/mm³) und sinkt kurz vor dem Tod auf null ab.

Im allgemeinen reagieren die Erythrocyten (rote Blutkörperchen) erst bei noch schwereren Immunschädigungen, wobei sich ihre Zahl ebenfalls reduziert. Bei AIDS sind auch sie fast immer betroffen, d.h. die Patienten sind blutarm. Bei AIDS vermindern sich alle Blutelemente, auch die Thrombozyten (Blutplättchen), die die Blutgerinnung regulieren. Ihre Abnahme (Thrombopenie) bedeutet, daß der Mensch zu Spontanblutungen aus inneren Organen und Gelenken usw. neigt. Es besteht eine auffällige Übereinstimmung zwischen den Blutbildern der Überlebenden von Hiroshima und Nagasaki und denen von AIDS-Patienten. Damit ist nicht gesagt, daß die Ursachen der Blutbildveränderungen die gleichen sind, aber beide können Ausdruck der extremen Immunschwäche der Patienten sein.

Ärzte und Juristen im Kampf gegen die neue Seuche

Wie ernst die Erkrankung genommen wird, geht aus einem Aufruf der Amerikanischen Ärztlichen Vereinigung für Menschenrechte aus dem Jahre 1985 hervor (Verf. B. Bolan), den M. G. Koch in seinem Buch zitiert: «... wenn wir etwas Neues über dieses Virus oder den Verlauf der Krankheit lernen, erweitert es unsere schlimmsten Befürchtungen um eine neue Dimension. Es gibt wirklich keine Entschuldigung mehr für eine optimistische Verpackung unserer Botschaft. Unsere Verantwortung ist zu groß. Es ist an der Zeit, *jede* Form von sexuellem Verhalten zu unterlassen, bei der dieses Virus übertragen werden kann. Kein Ausweichen mehr, kein Vernebeln des Themas. Ganz

einfach Schluß mit riskanten Sexualpraktiken. Wir stehen mit dem Rücken zur Wand.» (Koch: S. 156)
Dieser Aufruf läßt die Angst vor Infektion, aber auch eine deutliche Aggressivität erkennen gegenüber denjenigen, die die vorgeschriebenen Schutzmaßnahmen nicht beachten. Auch in den USA also gibt es Strömungen, die ähnlich heftig wie manche Bundesländer der BRD auf die Gefahr AIDS reagieren.
Auch M. G. Koch plädiert für möglichst rasche Einführung der Meldepflicht, da die Infizierten als Täter anzusehen seien, die die Seuche verbreiten. Unter anderem schlägt er vor, routinemäßig Serumuntersuchungen bei Personen vorzunehmen, die «... in unerklärliche Verkehrs- und Arbeitsunfälle verwickelt worden sind» (Koch: S. 170).
Im Sommer 1988 haben sich die Fronten zwischen den Hardlinern und denjenigen verhärtet, die ohne Zwangsmaßnahmen an die Einsicht der Bevölkerung appellieren. Auf dem Wiesbadener Internistenkongreß 1988 wurde ein – allerdings nicht unwidersprochen gebliebener – Forderungskatalog vorgestellt. Kernpunkt dieser Resolution ist: AIDS muß ins Bundesseuchengesetz aufgenommen werden. Das bedeutet, daß jeder Arzt jeden ihm bekannten Fall von AIDS dem Gesundheitsamt melden muß. Folgt der Patient nicht den vorgeschriebenen Sicherheitsmaßnahmen, dann kann er strafrechtlich verfolgt bzw. zwangsisoliert werden (DNÄ: 26. 7. 1988).
Zusätzlich soll ein eigenständiges AIDS-Gesetz verabschiedet werden, «... das die Erfassung der AIDS-Infizierten sowie gegebenenfalls ihre strafrechtliche Verfolgung gewährleistet. ... Wir brauchen effektive Stichprobenuntersuchungen für Epidemiologie ... Jeder Arzt muß berechtigt sein, jeden Patienten testen zu lassen. Ein Test sollte selbstverständlich vorgenom-

men werden bei allen Krankenhauspatienten, in der Schwangerenbetreuung und in allen Haftanstalten; empfehlenswert ist er bei Jugendschutzuntersuchungen, vor jeder Eheschließung oder ‹Partnerbindung›; notwendig ist der Test vor Schwangerschaftsplanung und möglicherweise in allen höheren Schulklassen sowie anderen größeren sozialen Gemeinschaften. Es muß auch erlaubt sein, bei Einreisenden aus Ländern mit hoher Infektionsrate den Test zu verlangen.»[149]

An eine namentliche Erfassung ist nicht gedacht, wohl aber sollen, «um gewissenlose Verbreiter der Infektion ausfindig zu machen, ... persönliche Daten im Einzelfall abrufbar sein.» Die Daten sollen bei den Ärztekammern gespeichert werden (DNÄ: 12. 4. 1988).

In manchen Bundesländern wird ungeschützter Geschlechtsverkehr infizierter Personen generell unter Strafe gestellt. Dies soll auch gelten, wenn der nicht infizierte Partner vom Infizierten vorher auf seine Krankheit aufmerksam gemacht wurde.

Bis Juni 1988 sind in Bayern bereits fünf Urteile mit Haftstrafen, teils wegen «schwerer Körperverletzung», teils wegen «versuchten Totschlags» gegen solche HIV-Infizierte ausgesprochen worden. Die Beweisführung und Urteilsfindung ist für Juristen dabei durchaus nicht einfach:

1. Wie wird ungeschützter Sexualverkehr juristisch bekannt?[150]

[149] Immerhin wendet der Leiter des AIDS-Zentrums beim Bundesgesundheitsamt ein, daß er «erschrocken» sei über die Idee, Einreisende aus Hochrisikoländern automatisch einem Bluttest zu unterziehen.

[150] Es gehört gewiß in den Bereich übelster menschlicher Eigenschaften, daß Richter überhaupt erfahren, daß ein HIV-Infizierter mit einem gesunden Partner Sexualkontakt gehabt habe.

2. Wie läßt sich nachweisen, daß gerade dieser Sexualverkehr Ursache einer HIV-Infektion war? (Die Tests werden erst zwei bis drei Monate nach der Infektion positiv.) Im übrigen ist bekannt, daß 100-, sogar 1000malige Sexualkontakte nicht zur Infektion führen (siehe auch Der Spiegel: 26/1988, Wie ein Dolchstoß).

Die Unsicherheit im Umgang mit der neuen Seuche spiegelt sich auch in überzogenen Reaktionen. Der Direktor der WHO warnt im Vorwort einer in Kopenhagen veröffentlichten Studie davor, die Menschenrechte bei der gründlichen Bekämpfung von AIDS zu mißachten. HIV-Infizierte würden ausgeschlossen aus Schulen, ihnen würden Arbeitsplätze verweigert oder Homosexuelle in speziellen Einrichtungen isoliert. Durch dieses Verhalten entstehe mehr Schaden als Nutzen (DNÄ: 2./3. 9. 1988).

Die unberücksichtigten Daten

> «Always tell the truth and
> nothing but the truth, but never
> tell the whole truth.»[151]

Dieses aufschlußreiche Motto setzt M. G. Koch über seine Ausführungen zu statistischen Erhebungen. Er benützt neben anderen eine Statistik der Mortalität und Todesursachen von New Yorker Drogenabhängigen, bei denen sich zwischen 1980 und 1986 «eine

---

[151] Marc Kac, zit. bei Koch: S. 159. («Sage immer die Wahrheit und nichts als die Wahrheit, aber sage nie die ganze Wahrheit.»)

jährliche Mortalitätssteigerung von bis zu 30% ergab». Von den 6 480 Todesfällen seien ärztlicherseits nur 529 mit der Diagnose AIDS verknüpft worden. «Bis 1986 ist die Zahl der Todesfälle an Tuberkulose um 900%, an ungewöhnlichen Pneumonien um 2800% und an Endokarditis um 2300% angestiegen. Da kein vergleichbarer Trend in anderen Bevölkerungsgruppen erkennbar ist, muß in diesen Zahlen eine nennenswerte Dunkelziffer von unerkannten AIDS-Fällen verborgen sein.» (Koch: S. 170)

Beim Vergleich mit den gewissenhaft durchgeführten Arbeiten von Gould und Sternglass (siehe Kapitel *Tschernobyl und AIDS – Die Situation in den USA*) fällt hier zunächst der äußerst grobmaschige zeitliche Raster der Untersuchungen auf. Der interessierte Leser erfährt lediglich, daß die höchste jährliche Steigerungsrate in diesen sieben Jahren 30% betrug, nicht aber, in welchem Jahr dieser hohe Anstieg beobachtet wurde, und auch nicht, in welchen Jahren niedrigere Steigerungsraten oder eventuell überhaupt keine verzeichnet wurden. – Ebenfalls im Gegensatz zu Gould und Sternglass verzichtet Koch, ausschließlich auf seinen Untersuchungsgegenstand AIDS festgelegt, auch darauf, außerhalb von AIDS liegende Ursachen als mögliche Gründe für den eminenten Anstieg der Todesfälle innerhalb dieser Bevölkerungsgruppe anzunehmen. So werden etwa radioaktive Einwirkungen, in erster Linie diejenigen von «Tschernobyl» oder andere regional nicht minder wirksame Unglücksfälle (wie z.B. Chemieunfälle) – um nur einige naheliegende aus der Fülle der möglichen Gründe für den starken Anstieg der Todesfälle zu nennen – gar nicht in Erwägung gezogen. Schließlich gibt Koch unmißverständlich zu erkennen, daß er auf einen Vergleich mit der US-amerikanischen Gesamtstatistik wie auch mit deren

Auswertungen von Gould und Sternglass, die ihm gewiß nicht unbekannt sein sollten, verzichtet, wenn er abschließend äußert: «Da kein vergleichbarer Trend bei anderen Bevölkerungsgruppen erkennbar ist ...» – der Leser erinnert sich, daß Gould und Sternglass zu einem wohlbegründeten diametral entgegengesetzten Resultat kamen –, «... muß in diesen Zahlen eine nennenswerte Dunkelziffer von unerkannten AIDS-Fällen verborgen sein.» In der Tat ist die Zahl von 529 (= 8,16%) AIDS-Fällen gegenüber 5 951 (= 91,84%) anderen Todesursachen nicht geeignet, die Behauptung aufrechtzuerhalten, in der Häufung von AIDS liege bei dieser Bevölkerungsgruppe die Ursache für ihre enorme Mortalitätssteigerung. Man kann sich fragen, ob Dunkelziffern die besten Prämissen sind, um eine Hypothese zu stützen. Handelt es sich hier nicht eher um eine Spekulation, die darauf abzielt, ein Dogma der AIDS-Forschung zu stützen?

Im unmittelbar folgenden Satz berichtet M. G. Koch von einer anderen US-amerikanischen Studie, der zufolge «ca. 10% aller schweren HIV-bedingten Erkrankungsfälle» nicht die CDC-Definition von AIDS erfüllen. Er teilt allerdings weder mit, wie groß die Zahl der Untersuchten war, noch, an welchen Krankheiten diese 10%, die man nicht als AIDS-Kranke bezeichnen darf, litten (waren es Tuberkulöse, Krebskranke, oder lagen in dieser Gruppe eventuell gar andere Krankheiten vor?); ebensowenig sagt er, *warum* sie die AIDS-Definition nicht erfüllten (waren etwa Chemotherapeutika- oder Zytostatika-Behandlungen durchgeführt worden?). Der Leser vermag aus diesem Satz nur den einen Schluß zu ziehen, daß der HIV-Test offensichtlich auch bei anderen Krankheiten positiv ausfallen kann. Ist dies der Fall, was ist dann von der Aussagekraft dieses Tests zu halten?

Der nächstfolgende Satz heißt bei Koch: «Es gibt zahlreiche ähnliche Indizien, und insbesondere die Zahl der pädiatrischen AIDS-Fälle wird in den USA von Eingeweihten auf das Mehrfache des offziell bekannten geschätzt.» Was will er mit dem Wort «Indizien» sagen? Versteht er darunter Hinweise darauf, daß es noch mehr als 10% HIV-bedingte Erkrankungsfälle geben könnte, die die CDC-Definition nicht erfüllen? Wieso ist dann von nur «Eingeweihten» (wer sind sie?) bekannten AIDS-Fällen bei Kindern die Rede, die an die «Dunkelziffer» des vorletzten Satzes erinnern? Haben diese Erkrankten nun AIDS oder nicht? Und was ist von der Beteiligung des HIV bei anderen Erkrankungen zu halten?

Der Leser sieht, daß diese Art des unklaren Umgangs mit – gewiß im einzelnen zuverläßigem – statistischem Material nicht zur Einsicht in Wesen und Ursachen der Krankheit AIDS führen kann. M. G. Koch erschien anfangs mit großer Publicity kometenhaft am AIDS-Himmel. Inzwischen ist es ruhig um ihn geworden. Ob er wieder nach Schweden zurückgekehrt ist?

Glossar einiger medizinischer Fachausdrücke

AIDS: Abk. für Acquired Immune Deficiency Syndrome = Erworbenes Immunschwäche-Syndrom.

Anabolika: Wachstumssteigernde Hormone.

Diarrhoe: Durchfall.

Disposition: Krankheitsneigung.

Endokarditis: Herzinnenhautentzündung.

Erythrozyten: Rote Blutkörperchen.

Granulozyten: Derjenige Teil der Leukozyten, die im Knochenmark entstehen (siehe Anhang Anmerkungen zum Blutbild des Menschen).

Hämophilie: Sog. Bluterkrankheit. Die Krankheit ist geprägt von teilweise erheblichen Blutungen infolge des Fehlens der Blutgerinnungsfaktoren.

Hepatitis: Leberentzündung.

HIV: Abk. für Human Immunodeficiency Virus = Menschliches Immunschwäche-Virus.

Iatrogene Krankheit: Durch ärztliche Einwirkung entstanden.

immunsuppressiv: Die Aktivität des Immunsystems herabdämpfend.

Inkubationszeit, Latenzzeit: Beschwerdefreie Phase vor dem physischen Manifestwerden einer Krankheit.

Karzinom: Bösartige Geschwulst, Krebs.

Konstitution: Eigenschaften, z.B. des Körperbautypus.

Leukopenie: Krankhafte Verminderung der weißen Blutkörperchen (siehe Anhang Anmerkungen zum Blutbild des Menschen).

Leukozyten: Weiße Blutkörperchen (siehe Anhang Anmerkungen zum Blutbild des Menschen).

Leukozytose: Vermehrung der weißen Blutkörperchen.

Lymphopenie: Krankhafte Verminderung der Lymphozyten (siehe Anhang Anmerkungen zum Blutbild des Menschen).

Lymphozyten: Eine Art der weißen Blutkörperchen. T-4-Lymphozyten: Lymphozyten, die besonders bei der immunologischen Abwehr aktiv werden.

Lymphozytose: Krankhafte Vermehrung der Lymphozyten (siehe Anhang Anmerkungen zum Blutbild des Menschen).

Mikroben: Kleinstlebewesen wie Bakterien, Viren, Pilze.

Mikrozephalie: Krankhafte Kleinheit des Gehirns, die meist zu Schwachsinn führt.

Morbidität: Verhältnis der Zahl der Erkrankungen zur Gesamtbevölkerung in einem bestimmten Zeitraum.

Mortalität: Verhältnis der Zahl der Todesfälle zur Zahl der Gesamtbevölkerung in einem bestimmten Zeitraum.

Mutation: Veränderung der genetischen Substanz, meist im negativen Sinn.

Mykose: Pilzbefall.

pH: Maßeinheit für den Säure- bzw. Alkaliwert (pH 7 = neutral; höherer Wert = alkalisch, niedrigerer Wert = sauer).

Paralyse: Lähmung.

pathogen: krankheitserregend.

pathologisch: krankhaft.

Pneumonie: Lungenentzündung.

Prognose: Vorhersage eines Krankheitsverlaufs.

Retrovirus: Auch Lenti-Virus genannt; es heißt, daß dieses Virus lange Zeit im Körper «ruhen» kann, ehe es wirksam wird.

SIV: Simion Immunodeficiency Virus.

Syndrom: Gleichzeitig auftretende Krankheitszeichen.

Thrombopenie: Verminderte Zahl der Thrombozyten, verursacht Blutungsneigung.

Thrombozyten: Blutplättchen (siehe Anhang *Anmerkungen zum Blutbild des Menschen*).

Zerebrale Symptomatik: Mit dem Gehirn zusammenhängende Krankheitserscheinungen.

Zytostatika: Chemische Stoffe, die die Kernteilung und die Zellvermehrung hemmen.

Bibliographie

Kursive Seitenzahlen sind Querverweise innerhalb des Buches
•: Übersetzung der Zitate von der Autorin

Abkürzungen der Zeitungen und Zeitschriften:
BZ: Badische Zeitung, Freiburg i. Br.
DNÄ: Die Neue Ärztliche, Frankfurt.
Dt. Ärztebl.:   Deutsches Ärzteblatt, Köln.
MMW: Münchener Medizinische Wochenschrift.
Spektrum: Spektrum der Wissenschaft.

Anders: G. Anders: Hiroshima ist überall, Beck Verlag, 1982.

Begemann: H. Begemann, in: J. Rastetter: Atlas der klinischen Hämatologie, Springer Verlag, 1987.

Bertell: R. Bertell: Keine akute Gefahr? Die radioaktive Verseuchung der Erde, Goldmann Verlag, 1987.

Briejèr: C. J. Briejèr: Silberne Schleier, Gefahren chemischer Bekämpfungsmittel, Biederstein Verlag, 1970.

Carson: R. Carson: Der stumme Frühling, Biederstein Verlag, 1962.

• Collier's Encyclopaedia, 1967

• Duesberg 1: P. H. Duesberg: Retroviruses as Carcinogens and Pathogens: Expectation and Reality, in: Cancer Research, 1. 3. 1987, S. 1199 ff.

• Duesberg 2: P. H. Duesberg: HIV is not the Cause of AIDS, in: Science, 29. 7. 1988, S. 514–517, Volume 241.

Duesberg 3: P. H. Duesberg: HIV und AIDS, Korrelation, aber nicht Ursache, in: AIDS-Forschung 3, März 1989.

• Duesberg 4: P. H. Duesberg: Pharmac. Ther. (Vol. 55, pp. 201–277, 1992) Aids acquired by drug consumption and other noncontagious risk factors.

Gallo: R. C. Gallo: Das AIDS-Virus, in: Spektrum, 3/1987. S. 82 ff.

• Gallo et al.: W. Blattner/R. C. Gallo/H. M. Temin: HIV causes AIDS, in: Science, 29. 7. 1988.

Gould J. M., Goldman B. A.: Tödliche Täuschung Radioaktivität/Niedrige Strahlung, hohes Risiko, Verlag C. H. Beck, München, 1992.

Gallo/Montagnier: R. C. Gallo/L. Montagnier: AIDS im Jahre 1988, in: Spektrum, 12/1988.

• Gould/Sternglass: J. M. Gould/E. J. Sternglass: Low-Level Radiation and Mortality, in: Chemtech, Jan. 1989.

Graeub: R. Graeub: Der Petkau-Effekt, Zytglogge Verlag, 1985; 3. erweiterte Auflage 1986; (als Taschenbuch Sommer 1990).

Graham: F. Graham: Seit dem stummen Frühling, Biederstein Verlag, 1971.

Hachiya: M. Hachiya: Hiroshima-Tagebuch, Hyperion Verlag, 1955.

Hausbrandt: F. Hausbrandt/F. Gstirner: Handbuch der Störwirkungen durch Pharmaka, Prophylaxe und Therapie in der Praxis, Verlag für Medizin Dr. E. Fischer Verlag, 1976.

Heintz: R. Heintz: Erkrankungen durch Arzneimittel, Diagnostik, Klinik, Pathogenese, Therapie; Thieme Verlag, 1966.

Heitler: W. Heitler: Naturwissenschaft ist Geisteswissenschaft, Verlag Die Waage, Zürich, 1972.

Hesse-Honegger: C. Hesse-Honegger: Warum bin ich in Österförnebo. Ich bin auch in Leibstadt, Beznau, Gösgen, Creys-Malville, Sellafield gewesen …, Editions Heuwinkel, 1989.

Hiroshima-Nagasaki: Publikationsausschuß Hiroshima-Nagasaki 1981

Hoff: H. Hoff: Klinische Physiologie und Pathologie, Thieme Verlag, 1954.

Illich: I. Illich: Die Nemesis der Medizin, Rowohlt Verlag, 1987.

Inglis 1: B. Inglis: Geschichte der Medizin, Scherz Verlag, 1966.

• Inglis 2: B. Inglis: The Diseases of Civilisation, Granada Publ. Ltd., 1983.

Jonas: H. Jonas: Das Prinzip Verantwortung, Suhrkamp Verlag, 1985.

Jungk 1: R. Jungk: Die Zukunft hat schon begonnen, Scherz Verlag, 1952.

Jungk 2: R. Jungk: Heller als tausend Sonnen, Scherz Verlag, 1956.

Jungk 3: R. Jungk: Strahlen aus der Asche, Scherz Verlag, 1959.

Kaiser: P. Kaiser: Vor uns die Sintflut, Langen Müller Verlag, 1985.

Koch, E. R. 1: E. R. Koch: Krebswelt, Fischer Verlag, 1984.

Koch, E. R. 2: E. R. Koch: Seveso ist überall, Kiepenheuer & Witsch Verlag, 1978.

Koch: M. G. Koch: AIDS, vom Molekül zur Pandemie, in: Spektrum der Wissenschaft (Verlag), 1987.

Koch et al.: M. G. Koch et al.: Die Epidemiologie von AIDS, in: Spektrum, 8/1987.

Koch/Vahrenholt: E. R. Koch/F. Vahrenholt: Seveso ist überall, Kiepenheuer & Witsch Verlag, 1978.

Kollath 1: W. Kollath: Der Vollwert der Nahrung, Bd. I, Wissenschaftliche Verlagsgesellschaft, 1950.

Kollath 2: W. Kollath: Der Mensch oder das Atom, Hyperion Verlag, 1959 (Neudruck 1986).

Kollath 3: W. Kollath: Der Vollwert der Nahrung, Bd. II, Wissenschaftliche Verlagsgesellschaft, 1960.

Kollath 4: W. Kollath: Zivilisationsbedingte Krankheiten und Todesursachen, ein medizinisches und politisches Problem, Haug Verlag, 1985.

Krueger et al.: G. R. F. Krueger/B. Koch: Persistent Fatigue and Depression in Patient with Antibody to Human B-Lymphotropic Virus, in: The Lancet, 4. 7. 1987, S. 37 ff.

Krueger: G. R. F. Krueger: Das «Lake-Tahoe-Virus», in: Deutsches Ärzteblatt, 19. 5. 1988, S. 1459 ff.

Kuemmerle: H. P. Kuemmerle et al.: Klinik und Therapie der Nebenwirkungen, Thieme Verlag, 1960.

L'Age-Stehr: J. L'Age-Stehr: AIDS und die Vorstadien, ein Leitfaden für Praxis und Klinik, Springer Verlag, 1988.

• Lauritsen: John Lauritsen: Poison by prescription: the AZT story, Pagan Press, 1990.

Lawrence: J. Lawrence: Der Immundefekt bei AIDS, in: Spektrum, 2/1986.

Lengfelder: E. Lengfelder: Strahlenwirkung – Strahlenrisiko, Hugendubel Verlag, 1988.

Manstein: B. Manstein: Im Würgegriff des Fortschritts, Europäische Verlagsanstalt, 1961.

May: J. May: Das Greenpeace-Handbuch des Atomzeitalters, Knaur Verlag, 1989.

McKeown: Th. McKeown: Die Bedeutung der Medizin, Suhrkamp Verlag, 1982.

Mehring 1: E. Mehring: Die Immunitätslage der Bevölkerung während der erhöhten Umweltradioaktivität, Protectio vitae, Universität Bremen 33, 2/1979.

Mehring 2: E. Mehring: Die biologischen Folgen der nuklearen Waffentests, Protectio vitae, Univ. Bremen 33, 6/1972.

Messerschmidt: O. Messerschmidt: Die Auswirkungen atomarer Detonationen auf den Menschen, Karl Thiemig Verlag, 1960.

Meyler: L. Meyler: Schädliche Nebenwirkungen von Arzneimitteln, Springer Verlag, 1956.

• Ravetz: J. R. Ravetz: Science, in: Encyclopaedia Britannica, Macropaedia, 1975, Vol. XVI.

Ruffié: J. Ruffié: Die Seuchen in der Geschichte der Menschheit, Klett-Cotta Verlag, 1967.

Rusch: H. P. Rusch: Bodenfruchtbarkeit, eine Studie biologischen Denkens, Haug Verlag, 1968.

Schönwiese/Dieckmann: Ch. Schönwiese und B. Dieckmann: Der Treibhauseffekt, Deutsche Verlagsanstalt, 1987.

Shilts: R. Shilts: AIDS: And the Band Played on – Die Geschichte eines großen Versagens, Goldmann Verlag, 1988 (auszugsweise in Artikelserie unter dem Titel: «Was haben wir uns nur angetan?», Spiegel, 9–12/1988).

Spain: N. M. Spain: Iatrogene Krankheiten, Thieme Verlag, 1967. 1. Aufl. 1960.

• Sternglass: E. J. Sternglass: The Implications of Chernobyl for Human Health, in: The International Journal of Biosocial Research, Vol. 8 (1), 1986.

Sternglass/Scheer: E. J. Sternglass/J. Scheer: Strahlenbelastung von Knochenmarkzellen durch Strontium-90 im früheren Entwicklungstadium als ein möglicher Co-Faktor bei der Verursachung von AIDS, Beiträge zur Diskussion, Nr. 53b, Universität Bremen 33 (Übersetzung von: Radiation Exposure of Bone Marrow Cells to Strontium-90 during Early Development as a Possible Cofactor in the Etiology of AIDS, Meeting Paper, Philadelphia, 1986.)

Strohm: H. Strohm: Friedlich in die Katastrophe, Zweitausendeins, 12. Aufl. 1986.

Tamplin: A. R. Tamplin/J. W. Gofman: Kernspaltung – Ende der Zukunft, A. Sponholz Verlag, 1971.

Thorwald: J. Thorwald: Die Patienten, Deutscher Bücherbund, 1971.

Traube: K. Traube et al.: Nach dem Supergau, Tschernobyl und die Konsequenzen, Rowohlt Verlag, 1986.

Tredici: R. Del Tredici: Die Menschen von Harrisburg, Zweitausendeins, 1982, 2. Aufl. 1986.

Vester 1 : Fr. Vester: Unsere Welt – ein vernetztes System, dtv, 1983.

Vester 2: Fr. Vester: Ein Baum ist mehr als ein Baum, Kösel Verlag, 1986.

Vester 3: Fr. Vester: Januskopf Landwirtschaft, Kösel Verlag, 1986.

Vester 4: Fr. Vester: Wasser = Leben, Ravensburger Buchverlag, 1986.

Wallerstein: P. Wallerstein: Das AIDS-Dilemma, Forschung in der Sackgasse, Rombach aktuell, 1988.

Zinzius: F. Zinzius: Die Antibiotika und ihre Schattenseiten, Hippokrates Verlag, 1954.